Schwangerschaft
Betriebsanleitung

[Erstes Trimester]

[Zweites Trimester]
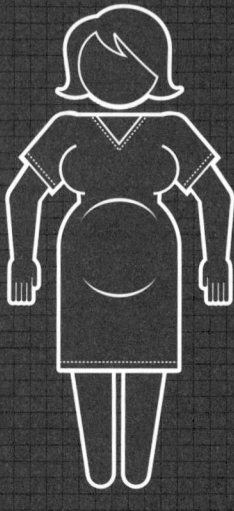

[Drittes Trimester]

[Herzlichen Glückwunsch!]
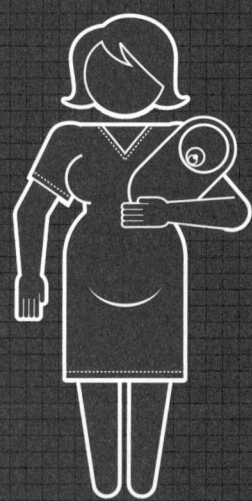

Schwanger-schaft

Betriebsanleitung

HANDBUCH ZUR PROZESSOPTIMIERUNG UND ERHÖHUNG DES PRODUKTKOMFORTS

MIT SICHERHEITSHINWEISEN

Sarah Jordan / Dr. David Ufberg

Illustrationen von Paul Kepple und Scotty Reifsnyder

Aus dem Englischen von Karin Wirth

mosaik

Alle Ratschläge in diesem Buch wurden von den Autoren und vom Verlag sorgfältig
erwogen und geprüft. Eine Garantie kann dennoch nicht übernommen werden.
Eine Haftung der Autoren beziehungsweise des Verlags und seiner Beauftragten für
Personen-, Sach- und Vermögensschäden ist daher ausgeschlossen.

Sollte diese Publikation Links auf Webseiten Dritter enthalten, so übernehmen
wir für deren Inhalte keine Haftung, da wir uns diese nicht zu eigen machen,
sondern lediglich auf deren Stand zum Zeitpunkt der Erstveröffentlichung verweisen.

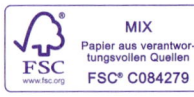

MIX
Papier aus verantwor-
tungsvollen Quellen
FSC® C084279

Verlagsgruppe Random House FSC® N001967

5. Auflage
Deutsche Erstausgabe Oktober 2011
© der deutschsprachigen Ausgabe
Wilhelm Goldmann Verlag, München,
in der Verlagsgruppe Random House GmbH, Neumarkter Str. 28, 81673 München
© 2008 by Quirk Productions, Inc.
All rights reserved.
Originaltitel: The Pregnancy Instruction Manual. Essential Information,
Troubleshooting Tips and Advice for Parents-to-be
Originalverlag: Quirk Books, Philadelphia, Pennsylvania
Umschlaggestaltung: Eisele Grafik Design, unter Verwendung eines Entwurfs
von Headcase Design
Umschlagillustration: Paul Kepple und Scotty Reifsnyder © 2008 Headcase Design
Layout & Illustrationen: Paul Kepple und Scotty Reifsnyder © 2008 Headcase Design
Redaktion: Kerstin Uhl
Satz: Lorenz & Zeller, Inning am Ammersee
Gesamtherstellung: Print Consult GmbH, München
CB · Herstellung: IH
Printed in the Czech Republic
ISBN 978-3-442-39207-0

www.mosaik-verlag.de

Inhalt

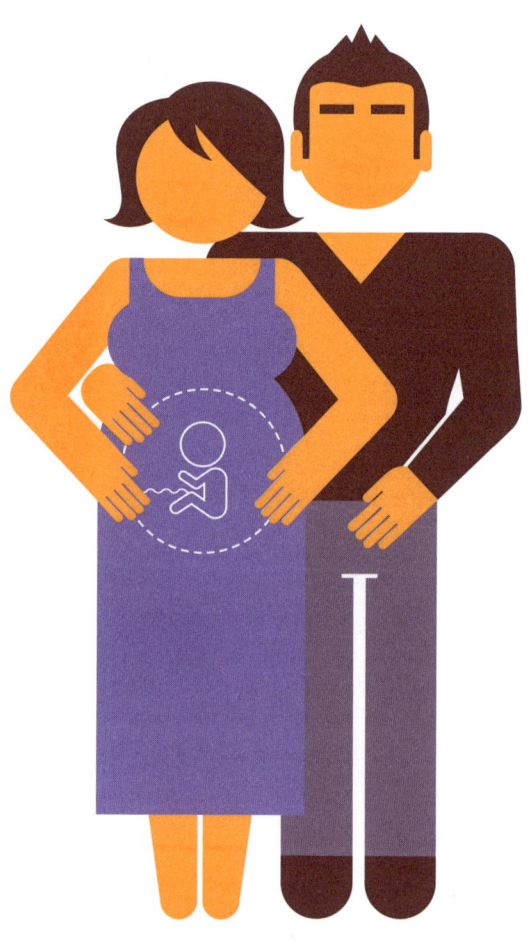

Willkommen
in Ihrem neuen,
schwangeren Körper!

Glückwunsch zur Schwangerschaft!

Das Glücksgefühl bei der Geburt eines Babys gehört zu den eindrucksvollsten Erfahrungen im Leben einer Frau. Es ist eine Zeit des Staunens und der Freude - aber auch der Erleichterung darüber, endlich wieder auf dem Rücken schlafen zu können und kein Sodbrennen mehr zu haben.

Allerdings kann nicht abgestritten werden, dass sich Schwangere manchmal überfordert fühlen. Es gibt so Vieles zu lernen und vorzubereiten – und die merkwürdigen Veränderungen, die der eigene Körper durchmacht, können dann und wann den Verdacht aufkommen lassen, dass nicht alles nach Plan läuft. Wie könnten all diese Toilettenbesuche, die Hämorrhoiden, die Müdigkeit, die schlechte Laune und die Blähungen normal sein? Nun, all das ist normal! Sie sind im Begriff, zu einem wandelnden Katalog exzessiver Körperfunktionen zu werden. Immerhin werden Sie auf diese Weise gut auf das Baby vorbereitet, das in dieser Hinsicht einen eklatanten Mangel an Schamgefühl zeigen wird.

Frauen, die alles »richtig« machen und bis ins kleinste Detail vorbereiten wollen, mag die Schwangerschaft als schwierige Prüfung erscheinen, die sie mit einer 1+ bestehen müssen. Doch glauben Sie es uns ruhig: Wenn

Sie das Baby erst einmal im Arm halten, fühlen Sie sich genauso kompetent wie der Assistenzarzt, der Sie untersucht hat!

Glücklicherweise laufen sowohl die Schwangerschaft – also die Produktion des Babys – wie auch die Geburt automatisch ab. Sie müssen das Baby nicht zusammenbauen und sich daher auch nicht mit Fragen beschäftigen wie »Wie stelle ich ein Auge her?«, »Konstruiere ich hier gerade ein voll funktionsfähiges Gleichgewichtsorgan?« oder »Weiß mein Muttermund, wie er sich nach der Geburt wieder zusammenziehen soll?«. Das Baby kommt (normalerweise) nach 40 Wochen zur Welt – egal, ob Sie sich mit jedem auch nur erdenklichen Risiko befasst oder den Prozess in völliger Unkenntnis durchlaufen haben!

Um unnötige Sorgen zu vermeiden, sollten Sie allerdings möglichst viel über die Schwangerschaft und die damit zusammenhängenden praktischen Erfordernisse in Erfahrung bringen. Dieses Buch begleitet Sie durch den gesamten Entwicklungsprozess – von den ersten Zellen bis hin zu dem wunderbaren Menschen, der Sie eines Tages vielleicht bitten wird, Ihr Enkelkind zu hüten.

DAZU BEREIT ODER NICHT – SIE SIND SCHWANGER! (Seiten 14–43) In diesem Teil des Buches sehen wir uns an, wie die »Familiengründung« zustande kam, besprechen die ersten Anzeichen einer Schwangerschaft und geben Tipps zur Auswahl des Arztes oder der Hebamme. Außerdem erfahren Sie, wie Sie aus Rücksicht auf den sich entwickelnden Fötus Ihre Ernährung umstellen sollten, welche Umwelteinflüsse dem Baby wirklich schaden und worin sich eine Mehrlingsschwangerschaft von einer Einzelschwangerschaft unterscheidet.

ERSTES TRIMESTER (Seiten 44–75) Dieses Kapitel gibt einen Überblick über die Entwicklung des Babys in den ersten 13 Wochen. Sie erfahren, weshalb Sie ständig erschöpft sind, wie ein Arztbesuch abläuft, welche Tests in diesen Wochen durchgeführt werden, mit welchen körperlichen Veränderungen Sie rechnen müssen und wie Sie auftretende Beschwerden lindern können. Es geht um Gewichtszunahme und Ernährung, (u.a. sagen wir Ihnen, welche Nahrungsmittel Sie meiden sollten und welche gegen die Morgenübelkeit helfen) sowie um häufig auftretende Gelüste und Abneigungen. Wir erklären Ihnen, weshalb das Wurstbrötchen, das Ihr Kollege in der Mittagspause isst, bei Ihnen Brechreiz auslöst. Jetzt ist der richtige Zeitpunkt für gezielte sportliche Aktivitäten – Ausdauertraining und Training bestimmter Muskelgruppen: großer Muskeln und dieser kleinen, aber wichtigen Muskeln im Geburtskanal (Herr Kegel lässt grüßen!). Werdende Väter lernen, wie sie die hormonelle Achterbahn überleben, was sie sagen dürfen – und was sie sich (aus Rücksichtnahme auf ihre schwangere Partnerin) verkneifen sollten.

ZWEITES TRIMESTER (Seiten 76–105) In diesem Kapitel wird die Entwicklung des Babys zwischen der 14. und der 26. Woche beschrieben. Sie erfahren etwas über höchst zweifelhafte Techniken zur Vorhersage des Geschlechts (das übrigens ab der 19. Woche mithilfe von wissenschaftlichen Methoden ermittelt werden kann), über Arztbesuche, übliche Tests sowie körperliche Veränderungen und erhalten nützliche Tipps zur Auswahl der Umstandskleidung sowie zur Vermeidung nächtlichen Schnarchens. Außerdem geht es um die Behandlung von Infekten und Erkältungen, um Vorkehrungen für Reisen und die Abwehr unliebsamer Annäherungsversuche. Wir sagen Ihnen, was Sie bei der Anmeldung für Geburtsvorbereitungs- und Stillkurse beachten sollten und wie Sie den werdenden Vater in die Vorbereitungen einbeziehen können.

DRITTES TRIMESTER (Seiten 106–135) In diesem Teil des Buches befassen wir uns mit der Entwicklung des Babys von der 27. bis zur 40. Woche.

Sie erfahren etwas über die (jetzt häufiger stattfindenden) Arztbesuche, in diesem Trimester gängige Untersuchungen sowie körperliche Veränderungen und Anzeichen für die bevorstehende Geburt. Sie erhalten Tipps zur Auswahl eines Namens für Ihr Baby, zur Linderung geburtsbezogener Ängste und zu den Vorbereitungen, die Sie in Bezug auf die Entbindung treffen sollten. Weitere Themen: eine Babyparty sowie die Auswahl eines Kinderarztes und einer Betreuungsperson für Ihr Kind.

KINDERZIMMER UND BABYAUSSTATTUNG (Seiten 136–147) In diesem Kapitel erhalten Sie Tipps, was Ihr Baby sofort braucht und was Sie dagegen auch noch später besorgen können. Werdende Väter erfahren, wie sie sich bei der Auswahl der »Baby-Hardware« nützlich machen können.

WAS WERDENDE VÄTER WISSEN SOLLTEN (Seiten 148–169) In diesem Teil des Buches steht der Partner der Schwangeren im Mittelpunkt. Sie erhalten Informationen zum Couvade-Syndrom (das erklärt, weshalb ER auch zunimmt), zu den Arztbesuchen, zu denen er mitkommen sollte, und zum Elternurlaub, sowie Tipps für die Fahrt zum Krankenhaus und für seinen Einsatz als Geburtshelfer (falls Sie es nicht mehr rechtzeitig ins Krankenhaus schaffen), Benimmregeln für die Geburt und Hinweise zum Umgang mit den männlichen Gefühlen.

DAS GROSSE FINALE – DAS BABY KOMMT (Seiten 170–199) In diesem Kapitel werden die Anzeichen der unmittelbar bevorstehenden Geburt, die Geburtsphasen und wichtige Details des Geburtsvorgangs erläutert. Sie erhalten Informationen zu Geburtspositionen, Möglichkeiten des Verzichts auf Schmerzmittel, den Abläufen nach der Geburt, der Rolle des Vaters in diesem wichtigen Augenblick sowie Tipps zur Dokumentation des Geschehens.

BABY AN BORD! (Seiten 200–217) In diesem Buchteil erfahren Sie Wichtiges über die Vorgänge unmittelbar nach der Geburt und während des Klinikaufenthaltes – vom Durchtrennen der Nabelschnur über Impfungen und Apgar-Werte bis hin zum Neugeborenen-Screening. Sie erhalten praktische Hinweise zum »Rooming-in«, zur »Känguru-Methode« und anderen Möglichkeiten, den Krankenhausaufenthalt so angenehm wie möglich zu gestalten. Außerdem erfahren Sie, mit welchen körperlichen Nachwehen Sie nach einer Spontangeburt bzw. nach einem Kaiserschnitt rechnen müssen.

Dieses Buch richtet sich sowohl an Frauen, die noch überlegen, ein Baby in die Welt zu setzen, als auch an diejenigen, die den Prozess schon in die Wege geleitet haben. (Natürlich kann es nur ein allgemeiner Leitfaden sein und das Gespräch mit dem Arzt über individuelle Fragen nicht ersetzen.) Dr. David Ufberg, Professor für Frauenheilkunde und Geburtshilfe an der Universität von Pennsylvania, hat sein enormes Wissen zu diesem Buch beigesteuert. Seine persönlichen und fachlichen Hinweise finden Sie unter »Doc-Info« und »Nur für Väter«. Ob Sie die Schwangerschaft völlig unbeschwert erleben oder von Anfang bis Ende mit unangenehmen Begleiterscheinungen zu kämpfen haben – sobald Ihr kleiner Schatz da ist, wird alles vergessen sein. Manche Mütter bekennen sich zu einer Art »Schwangerschaftsamnesie«, was zur Folge hat, dass die nächste Schwangerschaft und drohende Entbindung sie wieder von neuem in Panik versetzt. Die richtigen Informationen helfen Ihnen, Ihre Energien auf Aktivitäten zu richten, die Ihrer Gesundheit und Ihrem Wohlbefinden zugute kommen: Mittagsschlaf, Entspannung, gesundes Essen und Shoppen in der Babyabteilung.

Herzlichen Glückwunsch – willkommen in der Welt werdender Eltern!

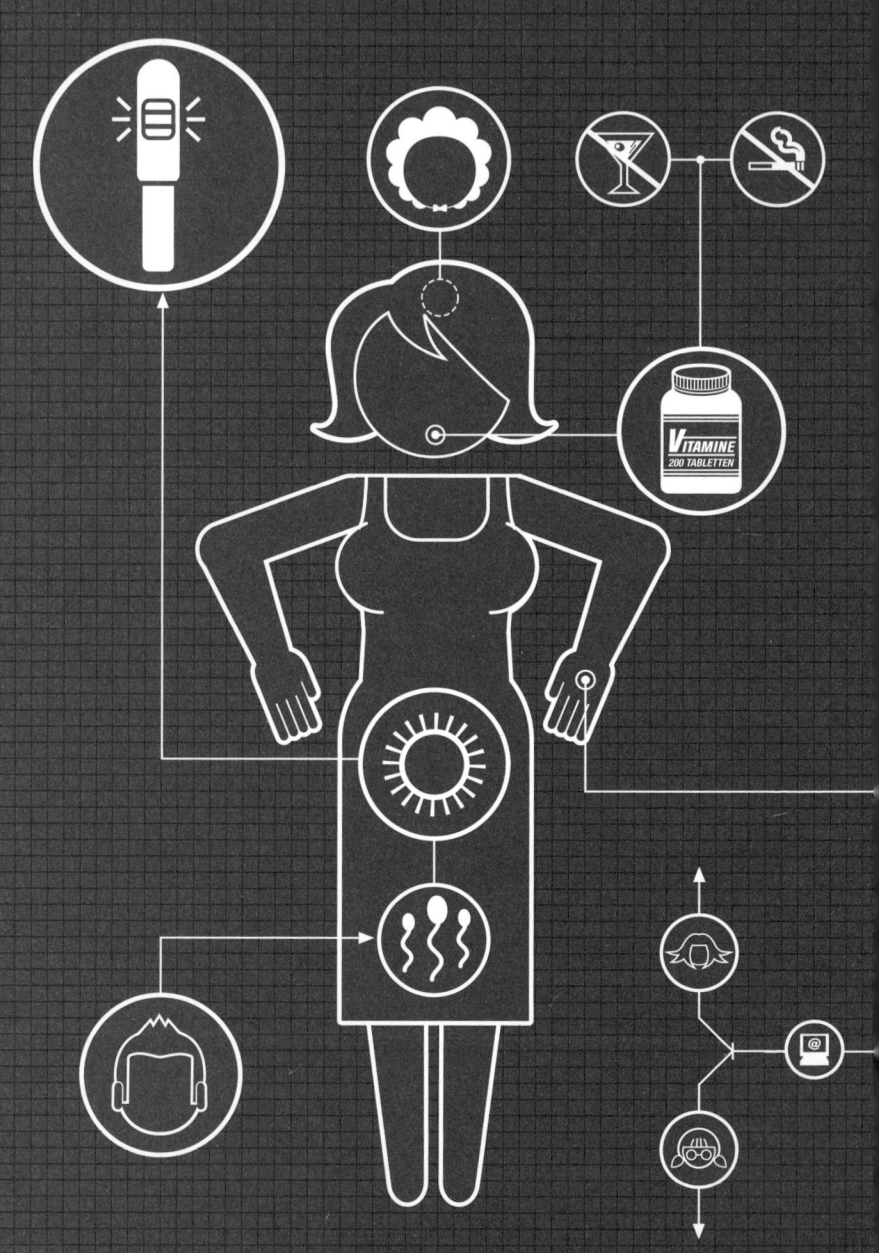

Kapitel 1

Dazu bereit oder nicht – Sie sind schwanger!

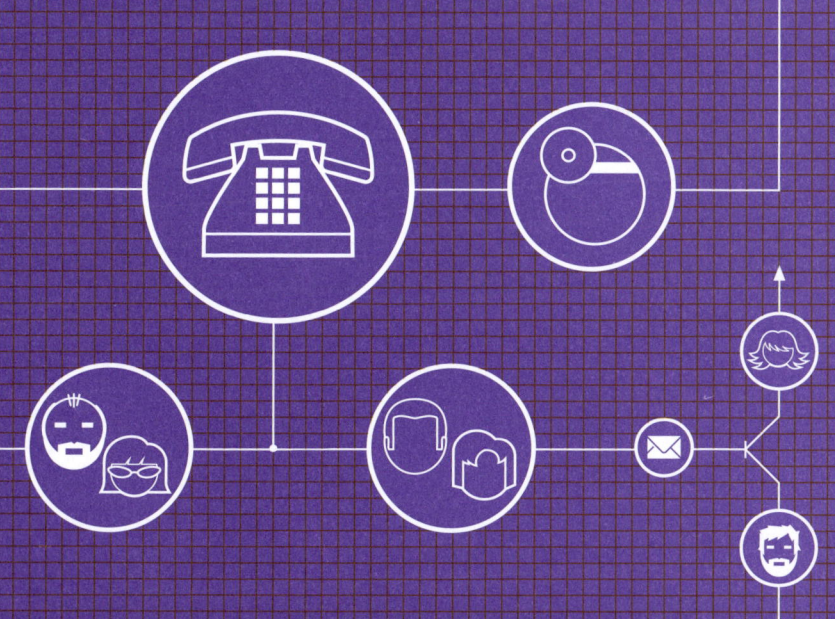

Viele glauben, gleich beim ersten ungeschützten Sex einen Volltreffer zu landen, aber so einfach ist es nur selten. Es dauert im Schnitt drei bis sechs Monate, bis Samen- und Eizelle ihr Rendezvous haben. Timing ist alles! Die Vorgänge im weiblichen Körper laufen nicht jeden Monat gleich ab. Selbst bei Frauen mit absolut gleichmäßigen 28-Tage-Zyklen können äußerliche Faktoren wie Stress, Veränderungen bezüglich Ernährung und Gewicht sowie kürzlich überstandene Erkrankungen den für den Fortpflanzungsprozess Ausschlag gebenden Hormonstoffwechsel beeinflussen.

Hinzu kommt der männliche Faktor: Spermien sind völlig orientierungslos! Wie so viele Männer weigern sich auch Spermien, nach dem Weg zu fragen, obwohl sie gerade blindlings, aber mit großem Eifer, einen Eileiter entlangschwimmen, in dem bestimmt kein reifes Ei auf sie wartet. Wegen all dieser Variablen müssen schon die Sterne günstig stehen, damit die Jungs auch wirklich den Zieleinlauf schaffen!

Es ist unglaublich frustrierend für Frauen, alles »richtig« zu machen und trotzdem monatelang darauf warten zu müssen, bis sie schwanger werden. Vergessen Sie nicht, dass die Sache Spaß machen soll: Machen Sie kein wissenschaftliches Projekt daraus!

⚠️ *NUR FÜR VÄTER: Manche Männer fühlen sich geradezu als »Zuchthengst« benutzt, wenn ihre Partnerin krampfhaft versucht, schwanger zu werden - sie haben wahrscheinlich seit den Flitterwochen nicht mehr so häufig Sex gehabt. Vergessen Sie Vorspiel und Romantik und konzentrieren Sie sich auf Ihre Aufgabe: die Produktion eines neuen Menschen!*

Die Biologie der Empfängnis

Falls Sie während des Sexualkundeunterrichts in der Schule damit beschäftigt waren, mit einem Klassenkameraden zu flirten, erfahren Sie nun alles, was Sie damals verpasst haben.

Der Eisprung

Die Empfängnis setzt einen Eisprung voraus. Dieser Prozess beginnt in den Eierstöcken der Frau, wo Eier in Follikeln reifen – flüssigkeitsgefüllten Säckchen, in denen die Eier schwimmen. Ungefähr in der Zyklusmitte schüttet das Gehirn Hormone aus, die die Freisetzung der Eizelle auslösen. Wenn ein Ei herangereift ist, wird es aus dem Eierstock ausgestoßen und wandert im Eileiter in Richtung Gebärmutter. Möglicherweise kennen Sie Ihren Körper gut genug, um zu wissen, wann der Eisprung stattfindet. Die Kombination von Symptomen, die manche Frauen zu diesem Zeitpunkt spüren (aufgeblähter Bauch, Krämpfe und ein dumpfer Schmerz auf einer Seite des Unterbrauchs) wird als »Mittelschmerz« bezeichnet. (Wenn das Ei nicht befruchtet wird, stirbt es ab, und die Menstruation beginnt, wobei die ungenutzte Schleimhautschicht abgestoßen wird.)

Neben dem Mittelschmerz deuten noch weitere Symptome auf den Eisprung hin.

[1] Ihr Muttermund produziert flüssigeren Schleim, der den Spermien die Passage durch die Scheide erleichtert. Viele Frauen bemerken zu diesem Zeitpunkt in ihrem Zyklus eine vermehrte Schleimabsonderung.

[2] Mithilfe sogenannter Ovulationstests, die die Menge des luteinisierenden Hormons (LH) im Urin messen, kann der Zeitpunkt des Eisprungs bestimmt werden. Wenn das LH ansteigt, sind Sie besonders fruchtbar. Da das

Ei aber erst etwa 24 Stunden nach dem Hormonanstieg freigesetzt wird, haben Sie noch genug Zeit, um Ihren Partner ins Schlafzimmer zu locken.

[**3**] Die Körpertemperatur einer Frau steigt nach dem Eisprung um ein halbes bis ein Grad an. Mithilfe eines Kurvenblattes, in das Sie über mehrere Monate hinweg Ihre morgendliche Temperatur eintragen, können Sie Ihre fruchtbaren Tage ermitteln.

DOC-INFO: *Die entsprechende Gesundheitsvorsorge sollte schon Monate vor der geplanten Empfängnis beginnen. Erreichen Sie das ideale Schwangerschaftsgewicht, legen Sie schlechte Angewohnheiten wie z.B. Rauchen ab, ernähren Sie sich gesund und suchen Sie drei bis sechs Monate vor der geplanten Empfängnis Ihre Frauenärztin auf. Lassen Sie einen PAP-Abstrich machen sowie fehlende Impfungen und Bluttests durchführen. Lassen Sie außerdem bestehende Erkrankungen (Asthma, Diabetes, hoher Blutdruck etc.) behandeln.*

Die Befruchtung

Bei der Ejakulation werden Millionen von Spermien freigesetzt, aber nur ein Glückspilz wird das Ei befruchten. Die Spermien müssen das Ei auf seinem Weg durch den Eileiter schnell erreichen – die Chance einer Befruchtung schwindet dahin, weil das Ei innerhalb von 24 bis 48 Stunden abstirbt. Die meisten Spermien gehen an verschiedenen Stellen auf dem Weg durch Scheide, Muttermund und Gebärmutter zugrunde, bevor sie den richtigen Eileiter erreichen, wo noch mehr von ihnen absterben.

Da Spermien fünf bis sieben Tage lang lebensfähig sind, steigen die Chancen einer Empfängnis, wenn sie bereits an Ort und Stelle sind, wenn das reife Ei die Bühne betritt.

- Wenn Spermien und Ei aufeinandertreffen, kämpfen die Spermien um das Privileg der Befruchtung, indem sie die schützende Hülle des Eis zu durchdringen versuchen.
- Sobald der Gewinner in die Mitte vordringt und sich mit dem Ei verbindet, verschmelzen die äußeren Membranen der beiden Keimzellen.
- Wenn die Befruchtung erfolgt ist, findet die Zona-pellucida-Reaktion statt: Die Außenhülle wird für weitere Spermien undurchdringlich.
- Das Wettrennen ist vorbei: Die restlichen Spermien sterben ab.

DOC-INFO: Da Spermien fünf bis sieben Tage im weiblichen Genitaltrakt überleben können, findet die Empfängnis nicht unbedingt an dem Tag statt, an dem Sie Sex haben.

Die Einnistung

Das Ei ist zwar jetzt befruchtet, aber es besteht immer noch die Möglichkeit, dass es sich nicht in der Gebärmutter einnistet. Während Ei und Spermium ihre Gene vereinigen und einen vollständigen Satz von 46 Chromosomen herstellen, hat die Zygote (so heißt sie jetzt) noch nicht ihre Endstation erreicht. Die Reise zur Gebärmutterwand dauert drei bis sieben Tage. Bei der Ankunft ist aus der Zygote eine Blastozyste geworden, durch deren Einnistung in der Gebärmutterwand eine leichte Blutung auftreten kann, die manche Frauen irrtümlich für ihre Periode halten. Als Nächstes entwickelt sich eine Plazenta, die das Hormon hCG (humanes Choriongonadotropin) produziert. Wenn genug davon vorhanden ist (die Menge verdoppelt sich alle 48 Stunden), zeigt ein Schwangerschaftstest ein positives Ergebnis. Außerdem kann dann bereits Morgenübelkeit auftreten.

Das Abenteuer hat begonnen!

DER FORTPFLANZUNGSZYKLUS

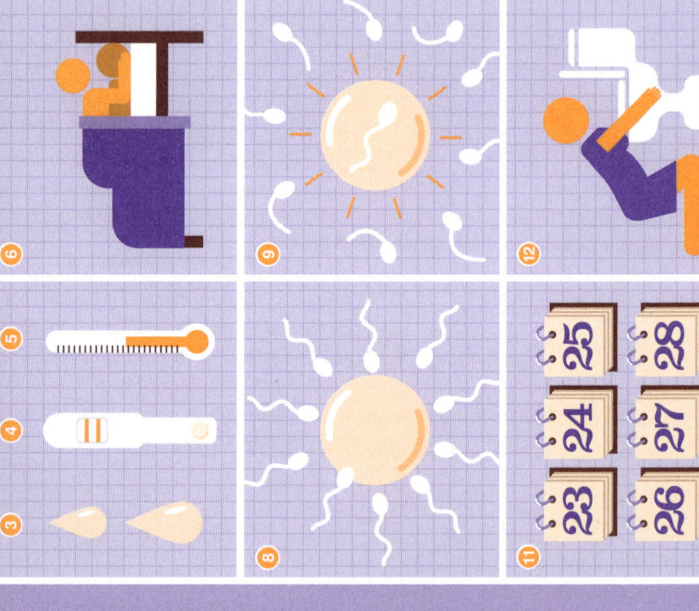

Eisprung:

① Eier reifen im Eierstock

② Reife Eier werden ausgestoßen (Eisprung) und wandern durch den Eileiter

Zeichen des Eisprungs:

③ Vermehrte Schleimabsonderung

④ Ovulationstest

⑤ Anstieg der Basaltemperatur

Befruchtung:

⑥ Bei Ejakulation werden Millionen von Spermien freigesetzt. Nur eines befruchtet das Ei

⑦ Spermien wandern durch Scheide, Muttermund, Gebärmutter und Eileiter zum Ei

⑧ Spermien versuchen Schutzhülle des Eis zu durchdringen

⑨ Nach Befruchtung sterben restliche Spermien ab

Einnistung:

⑩ Zygote wandert zur Einnistung in Gebärmutter

⑪ Einnistung dauert 3–7 Tage

⑫ Morgenübelkeit setzt ein

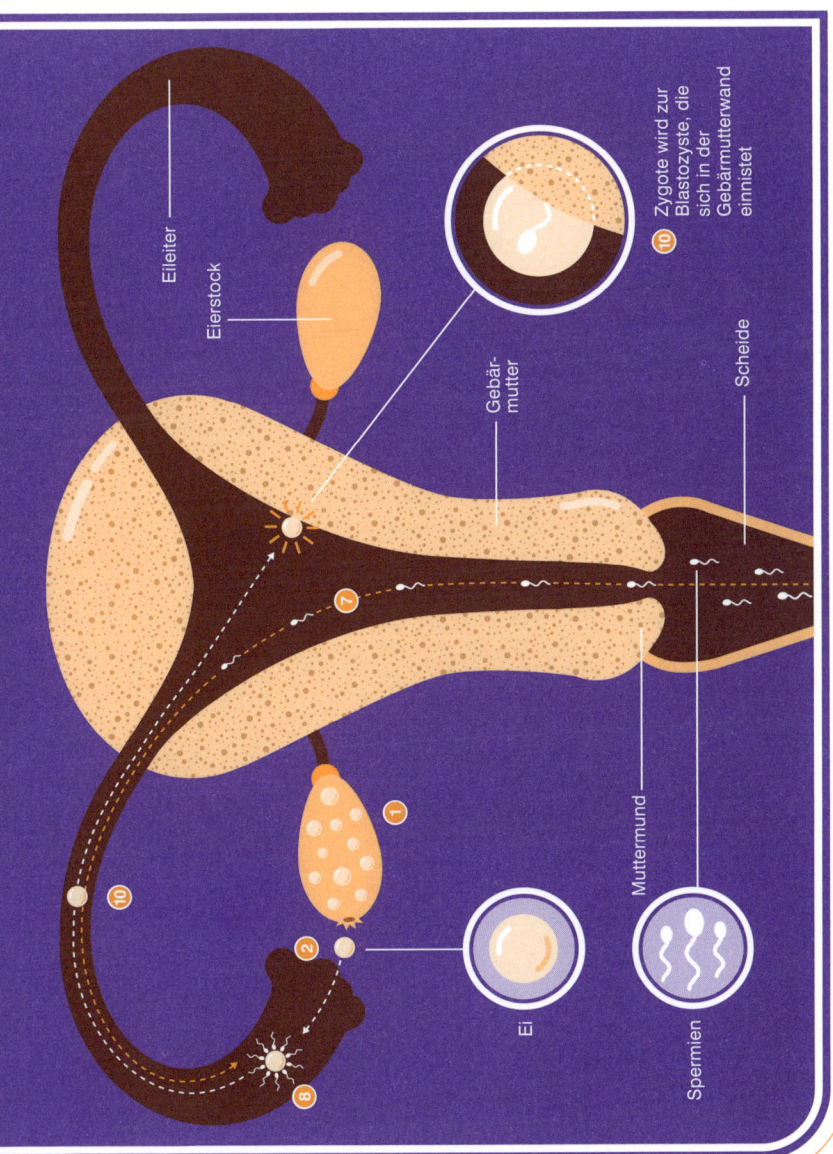

Eileiter

Eierstock

Gebär-
mutter

Scheide

Muttermund

Spermien

Ei

10 Zygote wird zur Blastozyste, die sich in der Gebärmutterwand einnistet

Erste Schwangerschafts- anzeichen

Der Körper kann eine Schwangerschaft nicht lange geheim halten. Bereits wenige Wochen nach der Empfängnis spürt die werdende Mutter wahrscheinlich, dass irgendetwas in ihrem Körper vor sich geht. Einige der frühesten Anzeichen sind:

Veränderungen der Brüste: Die Hormone Östrogen und Progesteron verändern Ihre Brüste schon wenige Tage nach der Empfängnis. Möglicherweise kribbeln sie, fühlen sich wund oder schwer an.

Dehnschmerzen: Die wachsende Gebärmutter kann krampfartige Schmerzen verursachen. Das ist ganz normal: Ein gedehnter Muskel reagiert mit Kontraktionen. Ein Tipp: Beugen Sie sich nach vorne und versuchen Sie Ihre Zehen zu berühren. Dieser Dehnungsschmerz in Ihren Beinmuskeln, Sehnen und Bändern ähnelt dem Ziehen, das in Ihrer Gebärmutter und den sie haltenden Bändern auftreten kann. Bei heftigen Schmerzen oder Blutungen sollten Sie jedoch sofort zum Arzt gehen.

Erschöpfung: Im ersten Trimester der Schwangerschaft fühlen Sie sich sehr erschöpft (schließlich ist Ihr Körper damit beschäftigt, die wichtigsten Organe des Babys herzustellen). Keine Sorge – die Erschöpfung lässt normalerweise gegen Ende der 13. Woche nach.

Morgenübelkeit und Geruchsempfindlichkeit: Morgenübelkeit und Erbrechen treten meistens in der fünften Woche zum ersten Mal auf, bei manchen Frauen aber auch früher. (Auf Seite 65f. finden Sie ausführlichere Erläuterungen hierzu sowie Hausmittel zur Bekämpfung der Morgenübelkeit.)

Häufiges Wasserlassen: Für dieses Symptom ist sowohl das Hormon Progesteron als auch Druck durch die wachsende Gebärmutter verantwortlich, die direkt über der Blase sitzt. Beides führt zu aktiveren Blasenmuskeln – manchmal auch, wenn nur wenig Urin in der Blase vorhanden ist. (Wenn Sie jedoch beim Wasserlassen ein Brennen spüren, sollten Sie zum Arzt gehen, da dies auf eine Infektion hindeuten kann.)

Ausbleibende Periode oder leichte Blutung: Die Blutung tritt auf, wenn sich das befruchtete Ei in die Gebärmutterschleimhaut einnistet. Sie ist normalerweise leicht und von kurzer Dauer. Über jede Blutung in der Frühschwangerschaft sollten Sie mit Ihrem Arzt sprechen, da sie manchmal das erste Anzeichen einer Fehlgeburt oder Eileiterschwangerschaft ist.

Haar- und Nagelwachstum: Hormone wirken anregend auf das Haar- und Nagelwachstum. Überall sprießen dunkle Haare, die Sie auszupfen oder mit Wachs entfernen können. Niemand will, dass Sie sich während Ihrer Schwangerschaft wie ein Yeti fühlen!

⚠️ *NUR FÜR VÄTER: Auch wenn Sie sich über den wachsenden Busen Ihrer Partnerin freuen: Sie berühren ihn auf eigene Gefahr! Schmerzende Brüste sind ein häufiges Symptom der Schwangerschaft.*

Es kann schwierig sein, mit der ständigen Erschöpfung Ihrer Partnerin umzugehen, nachdem Sie sich an den häufigen Sex gewöhnt haben, der zu diesem Zustand geführt hat. Machen Sie das Beste daraus! Kosten Sie das aus, was Sie sich schon immer gewünscht haben: die totale Kontrolle über die Fernbedienung.

Wenn Sie sie bei Brechreiz auf die Toilette begleiten, halten Sie ihr sanft die Haare aus dem Gesicht. Schneiden Sie keine angewiderten Grimassen. Die Frau ist schließlich die Mutter Ihres Kindes!

Sichere Nachweise

Es gibt mehrere Möglichkeiten, zweifelsfrei nachzuweisen, dass Sie schwanger sind.

Schwangerschaftstest: Mittels Teststreifen prüfen Sie, ob das von der Plazenta produzierte Hormon hCG (humanes Choriongonadotropin) in Ihrem Urin vorhanden ist. Das Ergebnis erhalten Sie innerhalb von Minuten – wahrscheinlich die spannendsten Minuten Ihres Lebens! Die empfindlichsten Testarten können schon sechs bis acht Tage nach der Empfängnis (bzw. sobald 20 bis 25 Milliliter hCG in Ihrem Urin vorhanden sind) angewendet werden. Wenn Sie neun bis zehn Tage nach dem Eisprung warten, erhalten Sie ein zuverlässigeres Ergebnis. Noch besser ist es, die erste ausbleibende Periode abzuwarten, denn der Zeitpunkt, zu dem Ei und Spermien aufeinandertreffen, ist variabel. Wenn sich Ihr Embryo mit der Einnistung Zeit lässt, müssen Sie länger warten, bis hCG produziert wird. Die Tests können falsch negative Ergebnisse liefern (wenn der hCG-Spiegel zu niedrig ist, um registriert zu werden), sind aber selten falsch positiv. Wenn ein sehr früher Test negativ ist, erhalten Sie einige Tage später möglicherweise doch ein positives Ergebnis.

Bluttest: Bei diesem Test wird nach hCG im Blut gesucht. Mit einem Bluttest kann bereits eine Woche nach der Empfängnis hCG im Blut nachgewiesen werden. Die Ergebnisse liegen nach ein bis zwei Tagen vor.

Ultraschalluntersuchung: Mithilfe von Ultraschall kann schon fünfeinhalb Wochen nach der Empfängnis eine Schwangerschaft nachgewiesen werden. Der Herzschlag des Fötus ist wahrscheinlich erst in der sechsten oder siebten Woche zu sehen. In der achten Woche sind Baby und Herzschlag eindeutig zu erkennen.

⚠️ **EXPERTENTIPP:** *Machen Sie den Schwangerschaftstest, wenn Sie morgens zum ersten Mal zur Toilette gehen. Dann ist die hCG-Konzentration am höchsten.*

Verbreiten der guten Nachricht

Einen positiven Schwangerschaftstest in der Hand zu halten, kann ziemlich aufwühlend sein. Wann weihen Sie Angehörige, Freunde, Kollegen und Ihre anderen Kinder ein? Die Frage ist: Wann ist Ihre Schwangerschaft sicher?

Das richtige Timing

Eine alte Regel lautet: abwarten, bis am Ende des ersten Trimesters der Herzschlag des Babys hörbar ist. Diese Regel ist darauf zurückzuführen, dass der Körper die Fähigkeit hat, abnormale Schwangerschaften zu beenden. Föten, die aufgrund von Chromosomenanomalien, Missbildungen oder aus anderen Gründen nicht lebensfähig sind, erreichen das Herzschlagstadium gar nicht erst. Heutzutage kann der Arzt dank moderner Ultraschalltechnik das Herz des Babys schon in der sechsten bis achten Woche schlagen sehen. Das bedeutet, dass die Schwangerschaft die ersten Prüfungen des Körpers bestanden hat und nach Plan voranschreitet. In dieser Phase sinkt das Risiko einer Fehlgeburt auf weniger als drei Prozent. Ab der achten Woche können Sie die Neuigkeit also getrost verbreiten. Oder aber Sie weihen nur jene Menschen ein, die Ihnen im Falle einer Fehlgeburt besonders beistehen würden.

Den richtigen Zeitpunkt für das Benachrichtigen der Familie zu finden, kann schwierig sein. Welche werdende Oma erfährt es zuerst? Wie

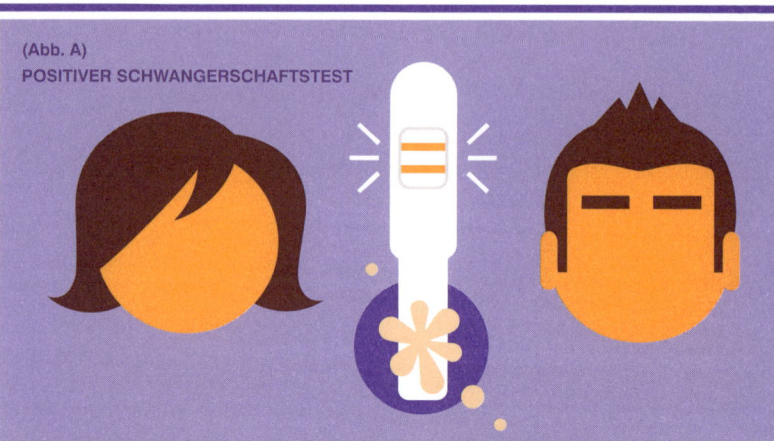

(Abb. A)
POSITIVER SCHWANGERSCHAFTSTEST

(Abb. B)
HERZSCHLAG WAHRNEHMBAR

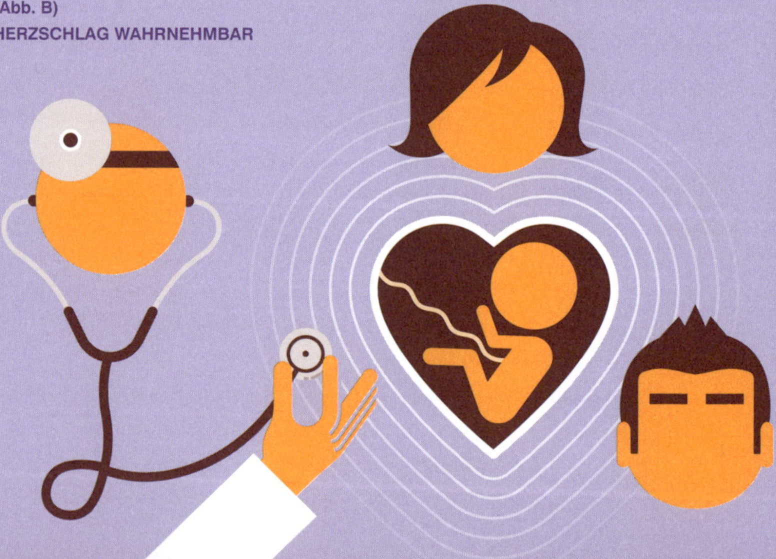

VERBREITUNG: Warten Sie mit der Weitergabe der Information an Angehöri

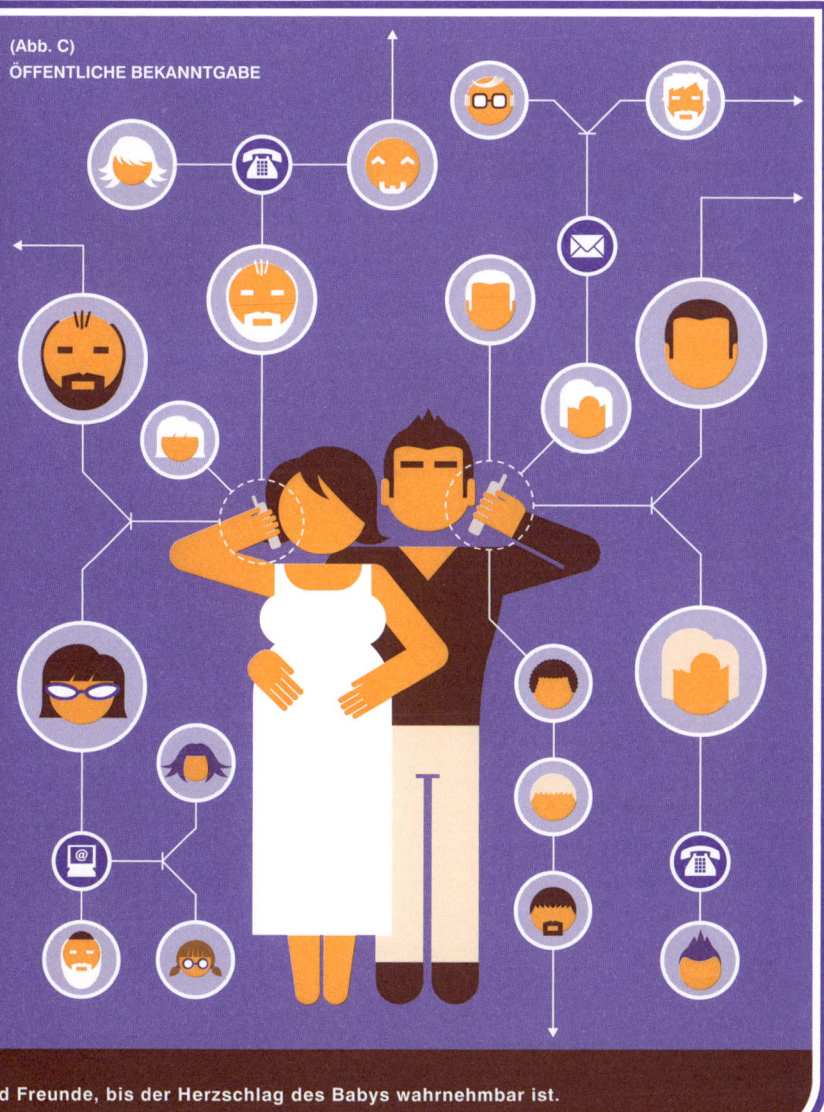

(Abb. C)
ÖFFENTLICHE BEKANNTGABE

nd Freunde, bis der Herzschlag des Babys wahrnehmbar ist.

vermeiden Sie verletzte Gefühle bei denjenigen, die es später als andere erfahren? Hier sind einige Empfehlungen:

[1] Ein Familientreffen ist eine günstige Gelegenheit, alle gleichzeitig über Ihre Schwangerschaft zu informieren.

[2] Wenn Sie Angehörige einzeln informieren, vermeiden Sie verletzte Gefühle, indem Sie dem Gesprächspartner versichern, dass Sie ihn so früh wie möglich einweihen wollten.

[3] Wenn Sie gefragt werden, wer es sonst noch erfahren hat, betonen Sie, dass Sie und Ihr Partner alle so früh wie möglich informieren wollen. Lenken Sie die Aufmerksamkeit wieder auf den Inhalt Ihrer Nachricht statt auf die Reihenfolge der Anrufe.

[4] Ihr Chef muss möglicherweise auch relativ früh informiert werden, insbesondere, wenn Ihre Schwangerschaft Ihre Fähigkeit beeinträchtigt, bestimmte Aufgaben zu übernehmen. Außerdem ist mit Ausfallzeiten aufgrund von Arztbesuchen oder Schwangerschaftsbeschwerden zu rechnen.

Vielleicht verraten Sie sich ja aber auch durch Ihr Verhalten, selbst wenn Sie die Neuigkeit noch für sich behalten wollen. Ihre häufigen Gänge zur Toilette oder Ihre völlige Alkoholabstinenz können bei Menschen, die Sie gut kennen, misstrauische Blicke hervorrufen. Streiten Sie es ruhig ab! Man wird Ihnen verzeihen, wenn Sie später tatsächlich die frohe Kunde verbreiten.

Etwas länger zu warten, empfiehlt sich möglicherweise auch aus anderen Gründen:

■ Sobald Sie einige Leute eingeweiht haben, verbreitet sich die Nachricht unweigerlich. Viele können dem Drang nicht widerstehen, das Geheimnis auszuplaudern.

■ Ihre Schwangerschaft kann schnell zum Allgemeingut werden. Plötzlich fühlt sich jeder berufen, Sie darauf anzusprechen und Ihnen alle ihm bekannten Schauergeschichten zu erzählen.

■ Vielleicht möchten Sie diese besondere Zeit nur mit einigen nahestehenden Menschen teilen, die sich bis zu einem vereinbarten Datum zur Geheimhaltung verpflichten.

■ Unter Umständen wollen Sie Ihre Freunde und insbesondere Arbeitskollegen nicht langweilen. Ihre Schwangerschaft wird – für Sie – zum interessantesten Thema der Welt avancieren und Sie werden wahrscheinlich endlos darüber reden, sobald Sie das Geheimnis gelüftet haben. Das kann für Ihre Mitmenschen ziemlich anstrengend sein. Wenn Sie bis zum Ende des ersten Trimesters warten, ersparen Sie ihnen wenigstens drei Monate lang Ihr Geplapper über jedes kleinste Detail und jeden Gedanken über Ihre körperlichen Veränderungen und das heranreifende Baby.

Auswahl von Arzt und Hebamme

Ihre erste Aufgabe als werdende Mutter besteht darin, einen Arzt und – je nach geplantem Entbindungsszenario - eine Hebamme auszuwählen. Die Personen, für die Sie sich entscheiden, begleiten Sie durch die 40 Wochen der Schwangerschaft. Sie müssen festlegen, wo Sie Ihr Kind zur Welt bringen wollen: im Krankenhaus, in einem Geburtshaus oder zu Hause. Als Schwangerschafts- und Geburtsbegleiter stehen folgende Experten zur Verfügung:

Frauenarzt (Gynäkologe)/Geburtshelfer: Ein Gynäkologe kann Ihnen die umfassendste medizinische Betreuung, unter Einbeziehung aller wissenschaftlichen Test-, Untersuchungs- und Behandlungsmethoden, bieten. Bei Mehrlings- und Risikoschwangerschaften ist unter Umständen die Konsultation eines darauf spezialisierten Arztes (Perinatologe) angezeigt. Manche Gynäkologen verfügen über Belegbetten in einem Krankenhaus und können Sie während der Entbindung dort betreuen.

Hebamme: Hebammen verfolgen bei der Schwangerschafts- und Geburtsbegleitung einen individuellen, ganzheitlichen Ansatz, bei dem elektronische Überwachung und schmerzstillende Medikamente nicht vorgesehen sind. Eine Entbindung, die ausschließlich von einer Hebamme betreut wird, kommt nur für gesunde Frauen in Frage, bei denen keine Risikoschwangerschaft vorliegt. Hebammen sind in mehreren Szenarien tätig:

■ Eine fest angestellte Hebamme arbeitet im Krankenhaus. Wenn Sie sich für eine Klinikgeburt entscheiden, werden Sie von Hebammen und, falls erforderlich, einem Arzt betreut.
■ Freiberufliche Hebammen begleiten Sie während der Schwangerschaft (sie bieten auch Geburtsvorbereitungskurse an) sowie bei einer Geburt zu Hause, im Geburtshaus oder im Krankenhaus (Beleghebammen) und betreuen Mutter und Kind in den ersten Tagen nach der Geburt (Nachsorge).

Fragen an Arzt und Hebamme

Sprechen Sie mit verschiedenen Schwangerschafts- und Geburtsbegleitern, bevor Sie eine Entscheidung über die vorgeburtliche Betreuung und das Entbindungsszenario treffen.

[1] Erkundigen Sie sich bei Angehörigen und Freunden nach deren Erfahrungen.

[2] Recherchieren Sie im Internet. Viele Ärzte und Hebammen haben eine eigene Website, auf der ihre Ausbildung und die von ihnen angebotenen Leistungen beschrieben sind.

[3] Vereinbaren Sie ein Informationsgespräch.

[4] Folgende Fragen könnten Sie stellen:

- ☑ Wie viele Geburten haben Sie betreut?
- ☑ Wie viel Zeit nehmen Sie sich für die vorgeburtlichen Termine?
- ☑ Besteht die Möglichkeit, dass Sie mich während der Entbindung im Krankenhaus betreuen?
- ☑ Mit welchem Krankenhaus arbeiten Sie zusammen?
- ☑ Wie ist Ihre Haltung zu schmerzstillenden Medikamenten bei der Entbindung?
- ☑ Sind Sie bereit, mit einer Doula zusammenzuarbeiten und alternative Methoden der Schmerzlinderung und Geburtsunterstützung anzuwenden?
- ☑ Frage an die Hebamme im Zusammenhang mit einer Hausgeburt: Was geschieht, wenn während der Entbindung ein medizinischer Notfall (bei mir oder dem Baby) eintritt?

Neben den harten Fakten sollten Sie auch prüfen, ob die betreffende Person von ihrer Persönlichkeit her zu Ihnen passt. Fühlen Sie sich verstanden? Geht er oder sie sensibel auf Ihre Fragen und Besorgnisse ein, und glauben Sie, dass er oder sie Ihnen während der Schwangerschaft und Geburt die erforderliche Sicherheit geben kann?

☑ Schrieb der Arzt unter seinem Schreibtisch eine SMS, während Sie über Ihre Hoffnungen und Wünsche bezüglich der Geburtserfahrung sprachen?

☑ Lachte er herzlich, als Sie fragten, ob eine Frau während der Schwangerschaft ihr Gewicht unter Kontrolle halten könne?

☑ Antwortete er auf Ihre Frage nach dem Wert von Geburtsplänen mit der Gegenfrage: »Was ist das denn für ein Unsinn?« Oder konzentrierte er sich ganz auf Sie, hörte aufmerksam zu und nickte einfühlsam?

☑ Lachte er höflich über Ihre lahmen Witze?

☑ Strahlte er die Ruhe und Weisheit eines Zen-Meisters aus?

☑ Verspürten Sie den Wunsch, Ihr Kind nach ihm zu benennen?

Sobald Sie die richtige Person gefunden haben, vereinbaren Sie den ersten Termin.

Gesunde Ernährung und Lebensweise

Die alte Lebensweisheit »Alles in Maßen" wurde wahrscheinlich speziell für Schwangere erfunden. Der Fötus wird keinen Schaden davontragen, wenn Sie sich gelegentlich ein Stück Schokoladenkuchen oder eine Tüte Kartoffelchips gönnen, aber wenn Ihr Körper ein Baby produziert, braucht er alle Hilfe, die er kriegen kann. Daher sollten Sie sich überwiegend gesund und ausgewogen ernähren – mit vielen Vollkornprodukten, viel Obst und Gemüse und wenig Fett und Zucker.

Sie sind zwar schon fruchtbar und mehren sich, aber um eine optimale Entwicklung des Babys zu gewährleisten, sollten Sie Ihre Ernährung um einige wichtige Elemente ergänzen, während andere ganz von der Liste zu streichen sind.

⊕ **DOC-INFO:** *Obwohl die Menschen früher in Höhlen lebten, hat unsere Art überlebt und sich weiter ausgebreitet. Daher stehen die Chancen gut, dass Sie in unserer heutigen Zeit in der Lage sein werden, Ihrem Baby alle wichtigen Nährstoffe zu geben, die es braucht.*

Nahrungsergänzungsmittel

Folsäure: Dieses B-Vitamin ist in vielen Nahrungsmitteln enthalten, u.a. in Avocados, Bananen und Zitrusfrüchten, Linsen, grünem Blattgemüse und Joghurt. Wie wär's mit einer Linsen-Guacamole, gefolgt von einem Zitrus-Smoothie? Folsäure sollte jeder in ausreichender Menge zu sich nehmen, aber für Schwangere ist sie noch wichtiger. Sie kann Neuralrohrdefekte (wie Spina bifida und Anenzephalie) beim sich entwickelnden Fötus verhindern. Diese Schutzwirkung ist so unumstritten, dass manche Frauen schon vor der Empfängnis ein entsprechendes Präparat einnehmen, um sicherzustellen, dass genug davon in ihrem Körper vorhanden ist.

Spezielle Vitaminpräparate für Schwangere: Diese Nahrungsergänzungsmittel füllen etwaige Lücken in Ihrer Ernährung. Sie enthalten mehr Folsäure, Eisen und Kalzium als andere Vitaminpräparate für Frauen und weniger Vitamin A (das in hoher Dosierung den Fötus schädigen kann). Vitaminpräparate für Schwangere weisen unterschiedlich hohe Eisenanteile auf. Wenn Sie einen empfindlichen Magen haben, fragen Sie Ihren Arzt nach einem eisenfreien Präparat, das Sie im ersten Trimester einnehmen können, wenn die Übelkeit am stärksten und der Eisenbedarf des Fötus am niedrigsten ist.

⊕ **DOC-INFO:** *Das Eisen in Vitaminpräparaten für Schwangere kann Magenprobleme und Übelkeit verursachen. Wenn Sie die Vitamine vor dem Schlafengehen einnehmen, »verschlafen« Sie die Übelkeit.*

Kalzium: Durch eine ausgewogene Ernährung – in Kombination mit dem Kalzium in Ihrem Vitaminpräparat – erhalten Sie und Ihr Baby alles, was Sie brauchen. Eine weitere einfache Möglichkeit, zusätzlich Kalzium zuzuführen, besteht darin, Kalzium-Brausetabletten einzunehmen, die zudem den Vorteil haben, dass sie einen empfindlichen Magen beruhigen.

Omega-3-Fettsäuren: Dieser Nährstoff wird standardmäßig als Nahrungsergänzungsmittel für Schwangere und stillende Mütter empfohlen – besonders im Hinblick auf erhöhte Quecksilber- und PCB-Belastung von Fischen (siehe Seite 37). Omega-3-Fettsäuren sind für die Entwicklung des Nervensystems und der Augen wichtig. In manchen Präparaten für Schwangere sind langkettige, mehrfach ungesättigte Fettsäuren aus Fisch und Leinsamenöl enthalten. Wenn dies bei Ihrem Präparat nicht der Fall ist, können Sie separat ein Omega-3-Präparat einnehmen. Fragen Sie Ihren Arzt nach seiner Empfehlung.

Notwendige Einschränkungen

Illegale Drogen: Wenn eine Schwangere Drogen komsumiert, stellt dies ein erhebliches Risiko für den Fötus dar. Abhängig von der jeweiligen Droge kann es zu Frühgeburt, einem niedrigen Geburtsgewicht oder geringerem Kopfumfang, Geburtsfehlern, neurologischen Problemen nach der Geburt, plötzlichem Kindstod, fötalen Schlaganfällen und zum Tod führen.

Rauchen: Durch Rauchen wird die Blut- und Sauerstoffzufuhr des Fötus reduziert. Ein niedriges Geburtsgewicht und andere Entwicklungsprobleme bis hin zur Totgeburt können die Folge sein.

Alkohol: Alkohol sollte während der Schwangerschaft nur in geringem Maß getrunken werden. Hoher Konsum kann zum fötalen Alkoholsyndrom führen,

ERGÄNZUNGEN UND STREICHUNGEN

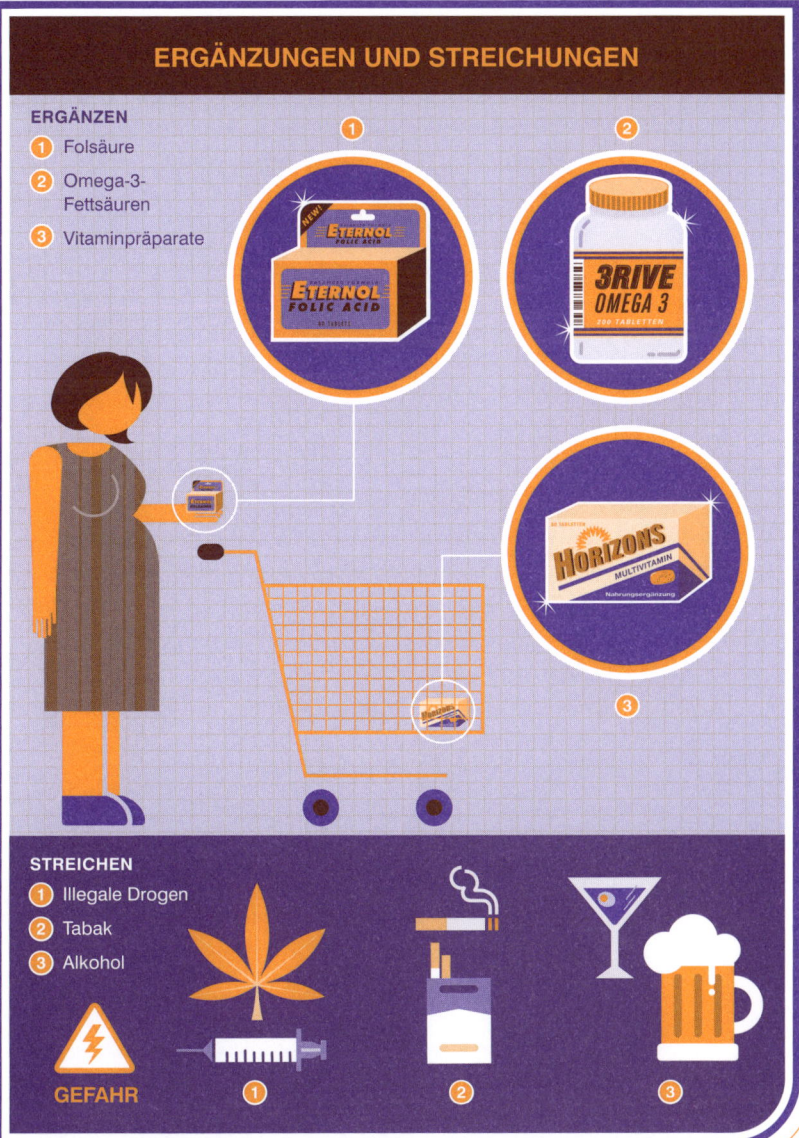

ERGÄNZEN

1 Folsäure

2 Omega-3-Fettsäuren

3 Vitaminpräparate

STREICHEN

1 Illegale Drogen

2 Tabak

3 Alkohol

GEFAHR

das Geburtsfehler (einschließlich geistiger Behinderung und Herzproblemen) zur Folge hat. Nach dem ersten Trimester ist ein Glas Wein pro Woche aber unbedenklich.

⊕ **DOC-INFO:** *Informieren Sie Ihren Arzt über alle Medikamente, die Sie einnehmen, insbesondere Mittel gegen Asthma, Diabetes, Depressionen und Bluthochdruck. Auch rezeptfreie Medikamente sollten Sie erwähnen, da einige Präparate aus dieser Gruppe für Schwangere nicht empfehlenswert sind.*

Was dem Baby *wirklich* schadet

Das sich in Ihrem Leib entwickelnde Baby vor Giftstoffen sowie schädlichen Nahrungsmitteln und Verhaltensweisen zu schützen, hat für Sie oberste Priorität. Aber was ist unbedenklich - und was nicht? Hier einige Empfehlungen in Bezug auf weitere potenzielle Risiken:

Bildschirmgeräte: Die Strahlung, die das elektromagnetische Feld der Geräte ausstrahlt, gilt als unbedenklich.

Blei: Blei kann aus dem Blut der Mutter in die Plazenta übertreten. Meiden Sie den Kontakt mit bleihaltigen Farben, Baumaterialien und Wasserrohren. Dies ist nicht der richtige Zeitpunkt, Ihre Fähigkeiten als Klempner zu testen! Lassen Sie nötige Reparaturen von einem Fachmann ausführen.

Chlor: Schwimmbadchemikalien gelten als unbedenklich. Genießen Sie es (besonders in der fortgeschrittenen Schwangerschaft), etwas von Ihrem Gewicht an das Wasser abgeben zu können. Schwimmen ist auch sehr entlastend bei Krampfadern.

Dämpfe von Farben und Reinigungsmitteln: Aus medizinischer Sicht stellen Farben auf Latex- oder Ölbasis keine Gefahr dar. Bei regulärem Gebrauch verursachen sie weder Sauerstoffmangel noch Geburtsfehler. Schwangere dürfen also das Kinderzimmer streichen, sollten dabei allerdings auf eine ausreichende Belüftung achten, so dass es nicht zu Benommenheit, Schwindelgefühlen oder Atemnot kommen kann. Ist dies doch der Fall, gehen Sie sofort an die frische Luft. Verwenden Sie Reinigungsmittel auf der Basis natürlicher Rohstoffe.

Fisch: Raubfisch, der große Mengen an Quecksilber und PCBs enthält, stellt eine Gefahr für das Nervensystem des Fötus dar. Hai, Zackenbarsch, Marlin, Schwertfisch und Makrele sollten gemieden werden. Die gute Nachricht: Thunfisch in Dosen (meist Bonito) darf in Maßen verzehrt werden.

Geräte für den Sicherheits-Check am Flughafen: Für Schwangere unbedenklich. Lassen Sie sich nicht von einer letzten romantischen Reise zu zweit abhalten!

Haarfärbemittel und Dauerwellenchemikalien: Für die Haarbehandlung verwendete Chemikalien gelten als unbedenklich. Aber wenn Sie besonders vorsichtig sein wollen, warten Sie mit derartigen Behandlungen bis nach dem ersten Trimester. Früher wiesen diese Chemikalien oft das gefährliche Formaldehyd auf. Vergewissern Sie sich, dass das Mittel kein Formaldehyd enthält. Eine Schwangerschaft ist keine Entschuldigung für ungepflegte Haare!

Haarentfernung mit Wachs: unbedenklich (zur Eindämmung unerwünschten Haarwuchses vielleicht sogar unerlässlich).

Hautpflege: Lesen Sie vor der Anwendung die Liste der Inhaltsstoffe. Pflegeprodukte, die Vitamin-A-Derivate enthalten (insbesondere Anti-Aging-Cremes), sollten nicht verwendet werden. Auch manche Aknemedikamente können den Fötus schädigen. Wenn Ihre Haut jetzt so unrein wie die eines Teenagers ist, können Sie leider nur wenig dagegen tun. Zeit, das T-Shirt mit dem Aufdruck »Baby an Bord« anzuziehen!

Heizdecken, heiße Bäder und Saunen: Im ersten Trimester sollten Sie Ihre Kerntemperatur unter 38°C halten. Wenn Ihre Körpertemperatur länger als zehn Minuten über diesem Wert liegt, riskieren Sie eine Schädigung des Neuralrohrs des Fötus und erhöhen die Wahrscheinlichkeit einer Fehlgeburt. Heizdecken stellen wahrscheinlich kein Problem dar, aber wenn Sie besorgt sind, verwenden Sie einfach eine normale Decke – oder ziehen Ihren Partner als Wärmequelle heran.

Käse: Nicht alle Käsesorten sind gefährlich, aber nicht pasteurisierter Weichkäse stellt ein Risiko dar, da er Bakterien enthalten kann. Meiden Sie Brie, Camembert, Roquefort, Feta und ähnliche Käsesorten.

Katzenklo: Katzen, die als Freigänger gehalten werden, können Toxoplasmose übertragen – eine Erkrankung, die auf den Fötus übergehen und zu Fehlgeburt, Blindheit und geistiger Behinderung führen kann. Bitten Sie Ihren Partner oder andere Familienmitglieder, das Katzenklo zu reinigen. Da sich Toxoplasmose auslösende Parasiten auch in der Erde aufhalten, sollten Sie sich nach der Gartenarbeit gründlich die Hände waschen.

Koffein: Den Kaffeekonsum einzuschränken ist eine gute Idee, vor allem, wenn Sie ein regelrechter Koffein-Junkie sind. Koffein ist nicht nur in Kaffee, sondern auch in Tee, Erfrischungsgetränken und Schokolade enthalten. Gegen ein oder zwei koffeinhaltige Getränke pro Tag ist aber nichts einzuwenden. Beschränken Sie den Koffeingenuss auf 300 Milligramm pro Tag. Ein Becher (etwa 240 Milliliter) normaler Kaffee enthält etwa 95 Milligramm, besonders starker Kaffee natürlich etwas mehr.

Kräutertee: Tees oder Kräuter in kleinen Mengen sind bislang nicht mit einer Schädigung ungeborener Babys in Zusammenhang gebracht worden. Sie gelten sogar als hilfreich bei leichten Beschwerden (Himbeerblätter und Ingwer gegen Übelkeit, Kamille für die Verdauung). Fragen Sie Ihren Arzt.

Kuchenteig: Rohe Eier im Teig können Salmonellen enthalten. Verzehren Sie das leckere Gebäck erst im gegarten Zustand.

Mikrowellen: Bei neueren Modellen ist die Strahlung komplett abgedämmt, sodass keine Gefährdung mehr besteht.

Pediküre oder Fußmassage: Pediküre ist unbedenklich (für Schwangere sogar zu empfehlen). Allerdings sollten Sie darauf achten, dass Ihre Fußpflegerin saubere Utensilien verwendet. Entgegen anders lautender Gerüchte kann eine Fußmassage keine vorzeitigen Wehen auslösen. Beenden Sie die Behandlung aber sofort, wenn Sie sich unwohl fühlen. Trinken Sie viel und ruhen Sie sich aus. Besteht das Unwohlsein weiterhin, sollten Sie sofort Ihren Arzt verständigen.

Pestizide: Lassen Sie zu, dass Unkräuter in Ihrem Garten gedeihen, Ameisen und Motten in Ihrer Wohnung und Ihren Pullovern hausen und Käfer Ihre Rosen anknabbern! Die Anwendung von Giften gegen Unkraut und Ungeziefer ist während der Schwangerschaft strikt verboten.

Reiten, Skifahren und Kontaktsportarten: Keine dieser Sportarten ist während der Schwangerschaft empfehlenswert. Meiden Sie alle Aktivitäten, bei denen Stürze oder Schläge gegen den Rumpf möglich sind.

Reptilien: Salmonellen können durch den Kot von Schildkröten, Schlangen und Eidechsen übertragen werden. Meiden Sie daher deren Ausscheidungen und waschen Sie sich die Hände, nachdem Sie die Tiere angefasst haben.

Röntgenstrahlen: Eine geringe Strahlendosis ist unschädlich.

Solarien: Sie geben ultraviolettes Licht ab und sind für das Ungeborene unbedenklich. Aber wozu brauchen Sie künstliche Bräune, wenn Sie doch von innen heraus leuchten?

Sushi: Roher Fisch sowie Austern sollten gemieden werden, da sie Parasiten enthalten können.

Tätowierungen: Es besteht ein erhebliches Infektionsrisiko. Widerstehen Sie der Versuchung, sich ausgerechnet jetzt das »Mama«-Tattoo zuzulegen, das Sie sich schon immer gewünscht haben.

Würstchen und gekochte oder geräucherte Fleischkonserven: Diese Nahrungsmittel können Listerien enthalten. In Maßen genossen und bei ordnungsgemäßer Zubereitung sind sie unbedenklich. Wenn es Sie nach einem Wurstbrot gelüstet, kaufen Sie beim Metzger Ihres Vertrauens frisch hergestellte Waren. Tartar und andere Arten von rohem Fleisch können Bakterien enthalten und sollten daher gemieden werden.

Yoga: Yoga bietet eine großartige Möglichkeit, Kraft und Geschmeidigkeit sowie geistige Klarheit zu erhalten. Speziell für Schwangere konzipierte Übungen sind ideal. Bikram, eine Yoga-Variante, die in einem 40°C heißen Raum praktiziert wird, ist allerdings gefährlich (besonders im ersten Trimester).

Zahnaufhellung (Bleeching): unbedenklich, ob mithilfe von Laser oder Bleichmitteln. (Weißere Zähne bieten den Vorteil, die Aufmerksamkeit von Ihrem wachsenden Bauch abzulenken, was wiederum die Wahrscheinlichkeit senkt, von Fremden angetatscht zu werden. Siehe Seite 101).

⊕ *DOC-INFO: Sorgen Sie gut für sich und gönnen Sie sich die Pediküre, nach der Sie sich gesehnt haben. Und keine Sorge wegen der Fußmassage. Wenn Stimulation der Fußsohlen vorzeitige Wehen auslösen würde, wäre die Menschheit schon durch bloßes Herumlaufen ausgestorben!*

Mehrlingsschwangerschaften

Durch den vermehrten Einsatz fruchtbarkeitsfördernder Medikamente (insbesondere bei schon etwas älteren Frauen) ist die Zahl der Mehrlingsschwangerschaften enorm gestiegen.

Zwillinge entstehen, wenn entweder zwei Eizellen gleichzeitig befruchtet werden (zweieiige Zwillinge) oder sich eine Zygote in zwei Blastozysten aufteilt (eineiige Zwillinge). Drillinge, Vierlinge und Fünflinge entstehen durch eine Kombination der Prozesse, die zu ein- oder zweieiigen Zwillingen führen. Das heißt, es werden ein oder mehrere Eizellen befruchtet, oder Zygoten teilen sich weiter, sodass zusätzliche Blastozysten entstehen.

Eine Mehrlingsschwangerschaft kann auf folgende Arten erkannt werden:

■ Im Ultraschall schon in der achten Woche. Wenn sich Ihr Arzt unsicher ist, wird die Ultraschalluntersuchung möglicherweise nach zwei bis vier Wochen wiederholt.

■ Ein extrem hoher hCG-Anfangswert.

■ Überproportionale Gewichtszunahme und Zunahme des Bauchumfangs.

■ Erkennung eines doppelten Herzschlags mithilfe eines Doppler-Geräts. (Allerdings ist es oft schwierig, das Vorhandensein von zwei Föten zu erkennen, weil ihr Herzschlag synchron ist.)

Wenn Sie Mehrlinge erwarten, erhalten Sie in der ersten Hälfte der Schwangerschaft dieselbe Vorsorge wie Mütter, die nur ein Kind erwar-

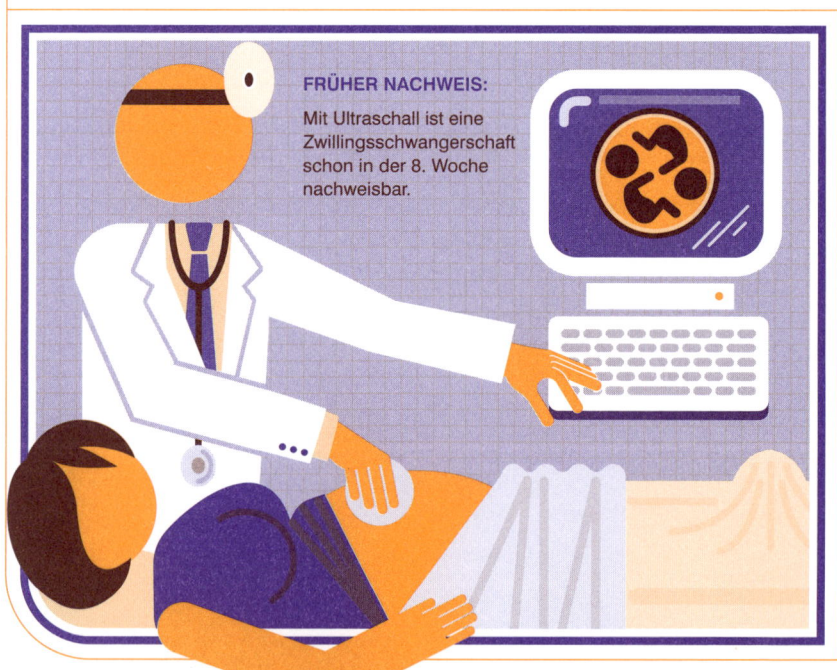

FRÜHER NACHWEIS:

Mit Ultraschall ist eine Zwillingsschwangerschaft schon in der 8. Woche nachweisbar.

ten. Die meisten jungen, gesunden Mütter sind während einer Mehrlingsschwangerschaft nicht besonders eingeschränkt.

Das Hauptrisiko bei Zwillingen ist eine zu frühe Geburt (Zwillingsgeburten finden im Gegensatz zu Einzelgeburten meist schon in der 36. oder 37. Woche statt). Wenn vorzeitige Wehen auftreten, kann Bettruhe oder ein Krankenhausaufenthalt angezeigt sein. Bei einer Zwillingsschwangerschaft besteht für die Mutter auch ein erhöhtes Risiko, Schwangerschaftsdiabetes oder Präeklampsie zu entwickeln. Außerdem sind wegen der höheren Wahrscheinlichkeit einer Fehllage eines oder beider Babys die Kaiserschnittraten höher.

Bei Mehrlingsschwangerschaften potenzieren sich alle Aspekte einer Einzelschwangerschaft:

- Mehr Hormone
- Mehr Beschwerden (Morgenübelkeit, Verstopfung, Hämorrhoiden, Erschöpfung, Harndrang, Dehnschmerzen, Sodbrennen, Ödeme etc.)
- Mehr Gewichtszunahme
- Mehr Schlafprobleme
- Mehr Belastung der stützenden Muskulatur
- Mehr Untersuchungen (insbesondere mit Ultraschall)
- Mehr Arztbesuche

Mehrlingsmütter brauchen mehr Fürsorge und besonders viel Ruhe. In manchen Fällen wird ab der 24. Woche Bettruhe verordnet, um ideale Bedingungen zu gewährleisten und vorzeitige Wehen aufgrund des stärkeren Drucks auf den Muttermund zu vermeiden.

Aber vergessen Sie das Beste nicht: Nach der Entbindung haben Sie auch mehr süße Babys!

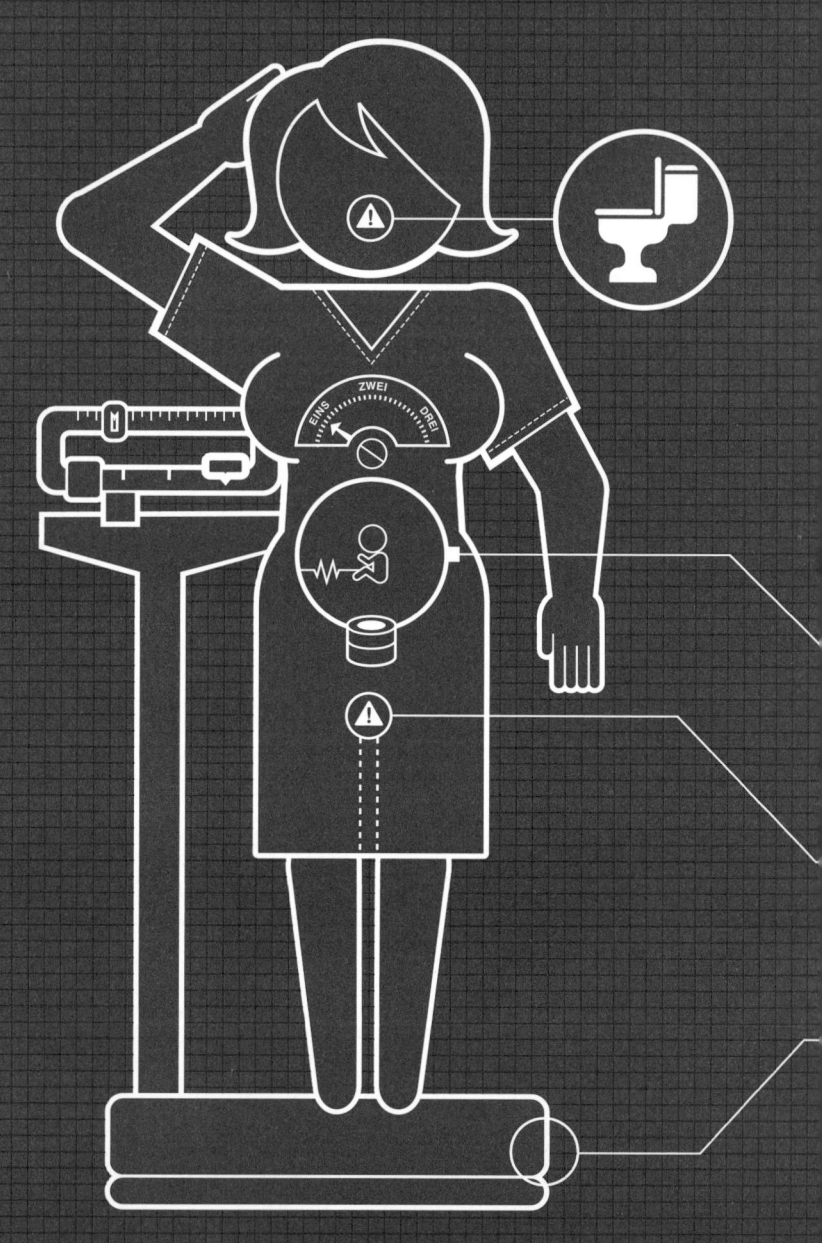

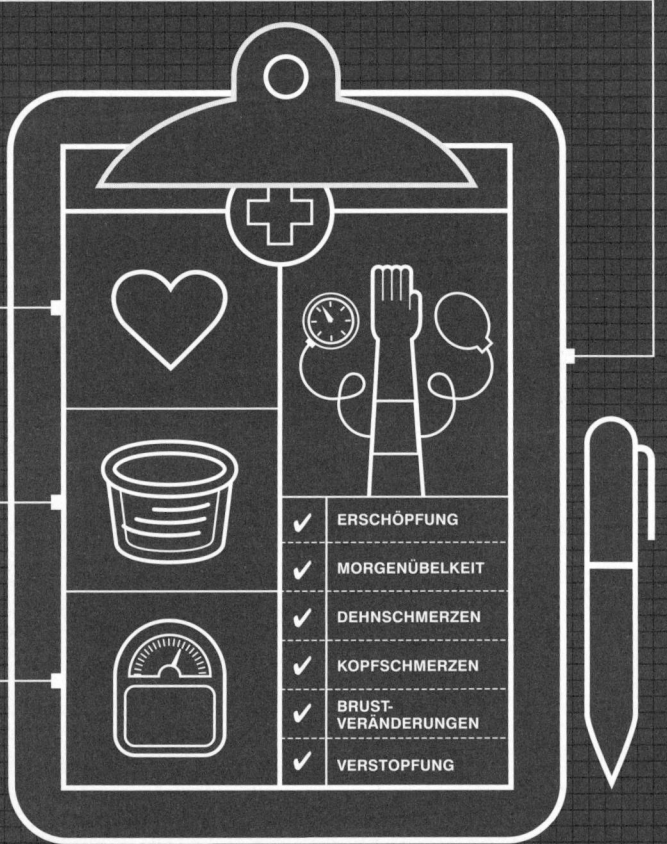

[Kapitel 2]

Erstes Trimester

ERSCHÖPFUNG

MORGENÜBELKEIT

DEHNSCHMERZEN

KOPFSCHMERZEN

BRUST-
VERÄNDERUNGEN

VERSTOPFUNG

Das erste Trimester ist durch eine phänomenale Metamorphose gekenn-zeichnet, bei der aus Ei- und Samenzelle ein 7,5 Zentimeter langer Fötus wird, dessen Organe am Ende der 13. Woche voll ausgebildet sind.

Die Entwicklung des Babys: 3. bis 13. Woche

Hier einige Highlights Ihres kleinen Wonneproppens:

3. Woche: Empfängnis. Samen- und Eizelle verschmelzen. Zygote wird zur Blastozyste und wandert zur Gebärmutter, wo sie sich einnistet und zu wachsen beginnt. Plazenta entsteht.

4. Woche: Fruchthöhle bildet sich. Ektoderm (aus dem sich Gehirn, Nerven-system, Haut und Haare entwickeln), Mesoderm (aus dem Skelett, Muskeln, Blutkreislauf und Nieren entstehen) und Endoderm (Grundlage für Verdau-ungstrakt, Lunge und andere innere Organe) wachsen und differenzieren sich voneinander.

5. Woche: Die Anlagen für Herz, Gehirn und Skelett entstehen.

6. Woche: Seien Sie gewappnet! Jetzt beginnt die störungsanfälligste Entwicklungsphase des Babys: die Embryonalphase. Wenn Missbildungen auftreten, dann meistens innerhalb dieses kritischen Zeitraums von vier Wochen. Das Herz schlägt. Das Gehirn ist vorhanden.

7. Woche: Beinknospen werden sichtbar. Die zukünftigen Arme und Hände wachsen. Die Lunge ist angelegt und entwickelt sich.

8. Woche: Das Herz wird komplexer. Ellbogen und Fußgelenke bilden sich. Das Gesicht wird erkennbarer. Augenlider, Nase, Zunge und Ohren deuten sich an.

9. Woche: Gliedmaßen, Finger und Zehen wachsen. Fortpflanzungsorgane entwickeln sich. Das Baby kann sich bewegen!

10. Woche: Das Baby hat das Embryonalstadium durchlaufen und ist jetzt offiziell zum Fötus befördert worden. Hurra! Sogar 20 Zahnanlagen sind bereits vorhanden.

11. Woche: Fingernägel bilden sich. Das Baby kann gähnen. Haar beginnt zu wachsen.

12. Woche: Auftrag erfüllt! Alle wichtigen Strukturen sind vorhanden. In dieser Woche kann der Herzschlag mit einem Doppler-Gerät hörbar gemacht werden. Finger und Zehen haben keine »Schwimmhäute« mehr. Das Baby kann lächeln und die Stirn runzeln. Die äußeren Genitalien bilden sich.

13. Woche: Die Eingeweide, die sich in der Nabelschnur entwickelt haben, wandern in die Bauchhöhle des Babys. Das Baby ist etwa 7,5 Zentimeter lang.

⚠ *EXPERTENTIPP: Es ist nicht ganz einfach zu ermitteln, in welcher Woche Sie sind. Da nicht präzise feststellbar ist, wann die Empfängnis stattgefunden hat, rechnet der Arzt ab dem ersten Tag Ihrer letzten Periode. Das heißt, zwischen der Schwangerschaftswoche und dem Alter des Fötus besteht eine Abweichung von zwei Wochen. (In der 38. Schwangerschaftswoche ist Ihr Baby beispielsweise in der 36. Woche seiner Entwicklung.) Die*

Entwicklung des Babys, 3.–13. Woche

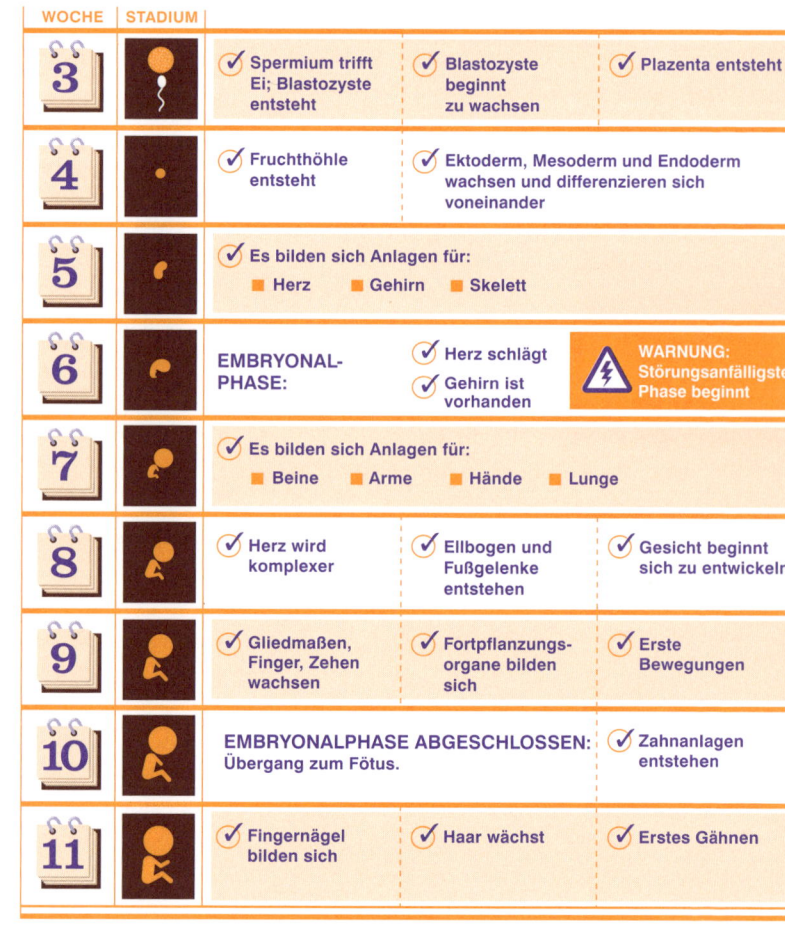

WOCHE	STADIUM			
3		✓ Spermium trifft Ei; Blastozyste entsteht	✓ Blastozyste beginnt zu wachsen	✓ Plazenta entsteht
4		✓ Fruchthöhle entsteht	✓ Ektoderm, Mesoderm und Endoderm wachsen und differenzieren sich voneinander	
5		✓ Es bilden sich Anlagen für: ■ Herz ■ Gehirn ■ Skelett		
6		EMBRYONAL-PHASE:	✓ Herz schlägt ✓ Gehirn ist vorhanden	⚠ WARNUNG: Störungsanfälligste Phase beginnt
7		✓ Es bilden sich Anlagen für: ■ Beine ■ Arme ■ Hände ■ Lunge		
8		✓ Herz wird komplexer	✓ Ellbogen und Fußgelenke entstehen	✓ Gesicht beginnt sich zu entwickeln
9		✓ Gliedmaßen, Finger, Zehen wachsen	✓ Fortpflanzungs-organe bilden sich	✓ Erste Bewegungen
10		EMBRYONALPHASE ABGESCHLOSSEN: Übergang zum Fötus.		✓ Zahnanlagen entstehen
11		✓ Fingernägel bilden sich	✓ Haar wächst	✓ Erstes Gähnen

12
13

ALLE WICHTIGEN STRUKTUREN AUSGEBILDET!

✓ Herzschlag beim Ultraschall hörbar (Abb. 1)	✓ Finger/Zehen sind getrennt (Abb. 2)	✓ Externe Geschlechtsorgane entstehen (Abb. 3)
✓ Erstes Lächeln/ Stirnrunzeln (Abb. 4)	✓ 7,5 cm lang (Abb. 5)	✓ In Nabelschnur gebildete Eingeweide wandern in Bauchhöhle des Föten (Abb. 6)

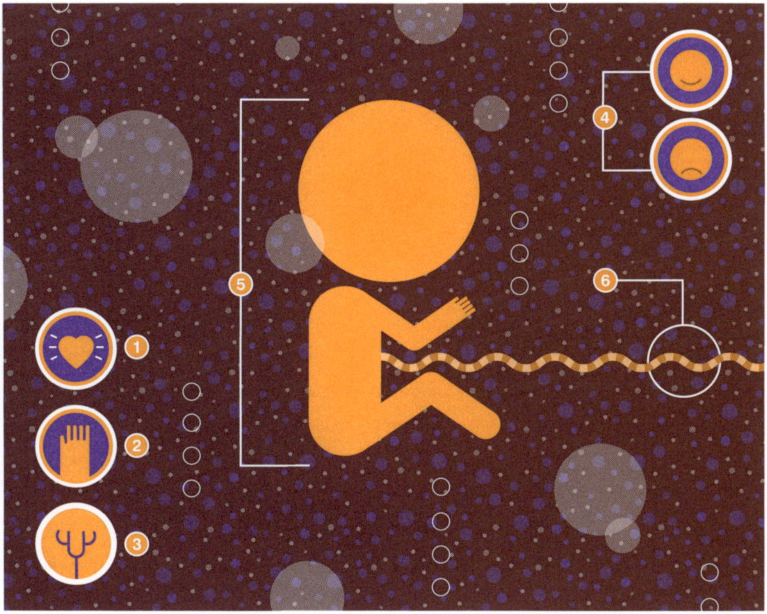

Schwangerschaft wird mit 40 Wochen (38 Wochen Fötalwachstum) oder 280 Tagen angesetzt. Babys haben schon bei einer Geburt nach 25 Wochen (23 Wochen Fötalwachstum) überlebt. Ein Baby gilt als Frühgeburt, wenn es vor der 38. Woche geboren wird, und als übertragen, wenn es nach der 42. Woche geboren wird.

⊕ *DOC-INFO: Patientinnen fragen oft, wieso bei der Berechnung des Geburtstermins 40 Wochen zugrunde gelegt werden. Die Zahl basiert auf vor einigen Jahrzehnten durchgeführten Studien. Früher gab es keine Schwangerschaftstests oder Ultraschallgeräte. Einzige Anhaltspunkte waren das Datum der letzten Menstruation und das Entbindungsdatum. Nachdem sie sich das Datum der letzten Periode und das Entbindungsdatum Zehntausender von Frauen angesehen hatten, gelangten die Wissenschaftler zu dem Ergebnis, dass 40 Wochen die häufigste Schwangerschaftsdauer war.*

Arztbesuche in diesem Trimester

Viele Schwangere freuen sich auf die Arztbesuche, weil sie dabei mit jemandem sprechen können, der genauso an dem Baby interessiert ist wie sie selbst. Sie dürfen jedes kleinste Unwohlsein erwähnen, ihr eigenes Gewicht sowie das des Babys besprechen, drängende Fragen erörtern und erhalten im Gegenzug Mitgefühl, Lösungsvorschläge und beruhigenden Zuspruch. Beim ersten Termin wird Ihnen sogar noch mehr Aufmerksamkeit zuteil. Der Arzt versucht so viel wie möglich über Sie und Ihre medizinische Vorgeschichte zu erfahren, um daraus Rückschlüsse auf den möglichen Verlauf der Schwangerschaft zu ziehen.

Mit Folgendem ist beim ersten Arztbesuch zu rechnen:

Vollständige Anamnese: Der Arzt erkundigt sich nach Ihrem Gesundheitszustand (Alter, Ernährung, Sport, Alkohol- und Drogenkonsum, Rauchen), nach chronischen Erkrankungen, früheren schwerwiegenden Erkrankungen, Operationen, Medikamenteneinnahme, Allergien, der gynäkologischen Vorgeschichte (vorherigen Schwangerschaften, Fehlgeburten, Schwangerschaftsabbrüchen, Zysten, Regelmäßigkeit des Zyklus) und Erbkrankheiten in der Familie.

Ultraschall: Wenn Ihr erster Termin in der achten Woche oder später stattfindet, können Sie schon den Herzschlag Ihres Babys sehen. (Das sieht ein bisschen wie eine zwinkernde Erdnuss aus.) Der Arzt kann Ihnen auch sagen, ob mehrere Föten vorhanden sind.

Körperliche und gynäkologische Untersuchung: Größe, Gewicht und Blutdruck der werdenden Mutter werden gemessen. Der Arzt möchte sich einen Eindruck von Ihrem Gesundheitszustand verschaffen. Die gynäkologische Untersuchung umfasst das Abtasten der Gebärmutter sowie der Eierstöcke.

PAP-Abstrich: Es werden Zellen aus dem Gebärmutterhals entnommen, um das Vorhandensein bösartiger Veränderungen auszuschließen.

Bluttests: Dabei werden Blutgruppe und Rhesusfaktor ermittelt. Es wird festgestellt, ob eine Immunität gegen Erkrankungen wie Röteln besteht, und auf Erreger sexuell übertragbarer Krankheiten wie HIV, Syphilis, Hepatitis und Gonorrhö getestet. Außerdem wird ein vollständiges Blutbild erstellt, um eine etwaige Anämie zu erkennen.

Urintest: Mithilfe eines Teststreifens wird ermittelt, ob Eiweiß und Glukose in Ihrem Urin vorhanden sind. Falls ja, kann dies auf Präeklampsie (Gestose),

Nierenprobleme oder Diabetes hindeuten. Bei einem entsprechenden Verdacht werden weitere Tests durchgeführt.

Errechneter Geburtstermin: Ihr Arzt berechnet den Geburtstermin. Meistens findet die Entbindung nicht genau an diesem Termin, aber in zeitlicher Nähe statt. Der Arzt nimmt sich Zeit, all Ihre Fragen zu beantworten – wie irrational diese auch sein mögen. (»Stellt es eine Gefahr für mein Unge-

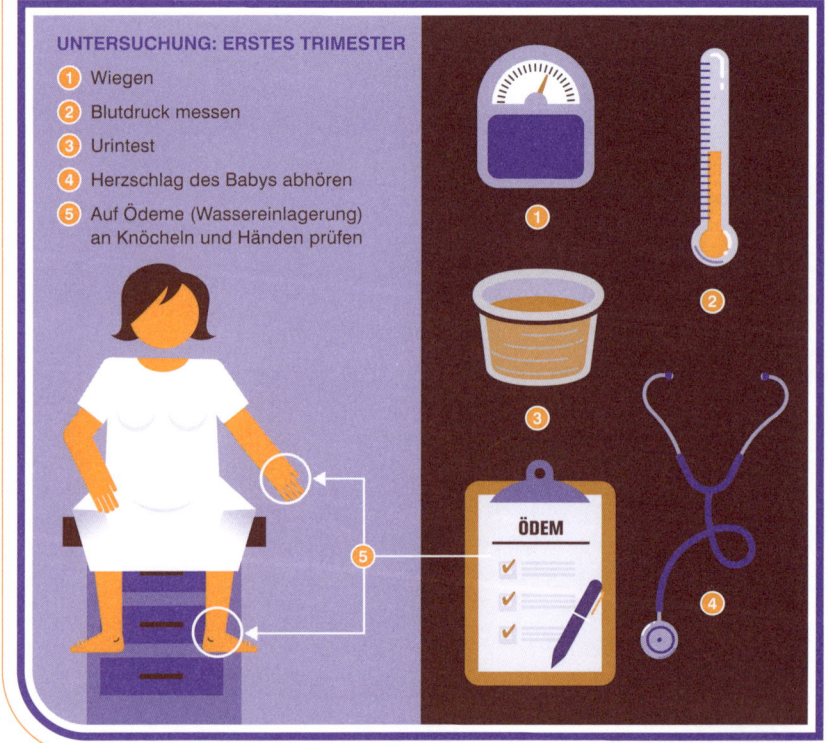

UNTERSUCHUNG: ERSTES TRIMESTER

1 Wiegen
2 Blutdruck messen
3 Urintest
4 Herzschlag des Babys abhören
5 Auf Ödeme (Wassereinlagerung) an Knöcheln und Händen prüfen

ÖDEM

borenes dar, wenn an der Schule meines älteren Kindes Ringelröteln ausbrechen?«, »Muss ich mich impfen lassen, wenn Terroristen drohen, Milzbranderreger freizusetzen?«. »Kann meine Plazenta abreißen, wenn ich beim Yoga einen Kopfstand mache?«, »Wird mein Baby eine Erdnussallergie entwickeln, wenn ich viele Erdnüsse esse?«)

Im ersten Trimester suchen Sie Ihren Arzt einmal im Monat auf (sofern Sie keine Risikopatientin sind). Die Arztbesuche laufen mehr oder weniger gleich ab:

- Gewichtskontrolle
- Blutdruckmessung
- Urintest
- Prüfen auf Ödeme (Wassereinlagerung) an Händen und Fußgelenken
- Nach der 12. Woche (meist ab dem zweiten Vorsorgetermin) Abhören des kindlichen Herzschlags mithilfe eines Doppler-Geräts. Die Herzfrequenz eines Babys im Mutterleib liegt bei 120 bis 160 Schlägen pro Minute.
- Der Arzt beantwortet Ihre Fragen.

DOC-INFO: Manche Schwangere glauben, neun Monate stillsitzen zu müssen, um die Entwicklung des Babys nicht zu beeinträchtigen und keine Ablösung der Plazenta zu verursachen. Manche befürchten auch, sie könnten durch zu heftige Aktivitäten bewirken, dass sich das Baby in der Nabelschnur verheddert. Tatsache ist: Das Baby ist zu diesem Zeitpunkt mit einer Erbse vergleichbar, die in einem flüssigkeitsgefüllten Beutel schwimmt. Wenn Sie eine Erbse oder Traube in einen Beutel voll Wasser legen und den Beutel in der Hand drehen, werden Sie feststellen, dass die Bewegungen die Position der Erbse oder Traube kaum beeinflussen. Sie sind schwanger, nicht krank – behalten Sie eine aktive, gesunde Lebensweise bei!

Weitere Tests

Es gibt nur wenige Untersuchungen zur Erkennung von Chromosomen-anomalien, die in diesem Trimester durchgeführt werden können. Manche sind nicht-invasiv, andere mit kleineren Eingriffen verbunden. Die Tests werden für Frauen empfohlen, die älter als 35 oder bei denen Erbkrankheiten in der Familie bekannt sind.

Chorionzottenbiopsie (9. bis 11. Woche): Dieser Test liefert fast dieselben Ergebnisse wie die Fruchtwasseruntersuchung (die normalerweise in der 16. bis 18. Woche durchgeführt wird), findet aber deutlich früher statt. Bei der Untersuchung wird durch die Scheide oder die Bauchdecke fötales Gewebe aus der Plazenta entnommen. Die dadurch verursachte Fehlgeburtenrate beträgt weniger als ein Prozent (1 von 150 bzw. 1 von 200 Schwangerschaften). Da sie nachweislich von den Fähigkeiten des ausführenden Arztes abhängt, empfiehlt es sich, einen Spezialisten aufzusuchen. (Die Fehlgeburtenrate nach einer Fruchtwasseruntersuchung wird meist mit 1 von 300 Schwangerschaften angegeben, aber jüngere Studien haben gezeigt, dass das Risiko eventuell noch geringer ist. Die Fehlgeburtenrate nach einer Fruchtwasseruntersuchung scheint weniger von der Erfahrung des Arztes abzuhängen.) Die Ergebnisse liegen nach sieben bis zehn Tagen vor.

Nackentransparenz-Messung (11. bis 13. Woche): Bei diesem Test wird per Ultraschall der Nacken des Babys untersucht. Eine Verdickung in diesem Bereich kann auf das Down-Syndrom oder andere Chromosomenanomalien hindeuten. Frauen, die sich gegen die invasive und riskantere Chorionzottenbiopsie (siehe oben) entscheiden und nicht warten wollen, bis eine Fruchtwasseruntersuchung möglich ist, können diesen Test wählen.

Sequenziell integriertes Screening: Parallel zur Nackentransparenz-Messung werden die Plazentahormone PAPP-A und hCG bestimmt. Wird hier ein Risiko zwischen 1:100 und 1:1000 ermittelt, wird in der 16. Woche der Quadruple-Test (siehe Seite 87) durchgeführt. Anhand der beiden Ergebnisse wird dann entschieden, ob zur endgültigen Abklärung eine Fruchtwasseruntersuchung erforderlich ist.

Achtung, Baustelle: Frau bei der Arbeit!

Während das Trimester weiter voranschreitet, kommen zu den ersten Anzeichen einer Schwangerschaft weitere Phänomene hinzu, die darauf hindeuten, dass Ihr Körper hart daran arbeitet, ein Baby zu produzieren. Da im ersten Trimester alle wichtigen Strukturen entwickelt werden, ist es nicht verwunderlich, dass oft folgende Nebenwirkungen auftreten:

Erschöpfung: Im ersten Trimester kann die Erschöpfung so überwältigend sein, dass es schon fast wieder befreiend ist: Jeder Widerstand ist zwecklos. Noch ehe Sie sich auch nur bemühen können, in Ihrem Tun fortzufahren, schlafen Sie bereits tief und fest. Gönnen Sie sich so oft wie möglich ein Nickerchen. Treiben Sie Sport und gehen Sie abends früh zu Bett. Blutarmut führt zu Müdigkeit – nehmen Sie regelmäßig ein (eisenhaltiges) Vitaminpräparat an.

Morgenübelkeit: Diese durch Hormone, Stress, Geruchsempfindlichkeit und Verdauungsprobleme verursachte Nebenwirkung verschwindet meist gegen Ende des ersten Trimesters (auf Seite 65f. finden Sie ausführlichere Informationen und einige beliebte Heilmittel).

Dehnschmerzen: Ihre Gebärmutter und die sie haltenden Bänder wachsen und dehnen sich – manchmal auf schmerzhafte Weise.

Kopfschmerzen: Hormone können Kopfschmerzen auslösen, die im ersten Trimester oft besonders unangenehm sind. Die Schmerzen können durch den Wirkstoff Paracetamol gelindert werden. Da auch Austrocknung zu Kopfschmerzen führen kann, sollten Sie auf ausreichende Flüssigkeitszufuhr achten. Die ersten Schwangerschaftsmonate sind durchaus mit einem Kater vergleichbar – aber ohne den Spaß in der Nacht davor!

Harndrang: Hormone regen auch die Blasenaktivität an. Außerdem wird Ihrer Blase durch den Druck des auf ihr sitzenden Babys vorgegaukelt, dass sie öfter geleert werden muss. Ihre Nieren erzeugen mehr Urin, weil sie die deutlich erhöhte Blutmenge filtern müssen, die jetzt durch Ihren Körper kreist. Und auch das zusätzliche Wasser, das Sie gegen Kopfschmerzen und Verstopfung oder zur Vermeidung des Austrocknens (bei starker Morgenübelkeit) trinken, führt zu einer größeren Flüssigkeitsmenge, die der Körper ausscheiden muss.

Veränderungen der Brust: Neben Empfindlichkeit und Dunkelfärbung der Warzenhöfe bemerken Sie vielleicht wegen der verstärkten Blutzufuhr ein zunehmendes Netz blauer Venen auf Ihren Brüsten. Die Brüste beginnen, sich auf die Milchproduktion vorzubereiten und wachsen in diesem Trimester ständig. Frauen mit großem Busen brauchen eventuell einen BH, der ihnen noch mehr Halt gibt. Empfindliche und größer werdende Brüste sind normal. Wenn sich in der 10. bis 12. Woche der Hormonpegel stabilisiert, lässt das Gefühl des Wundseins normalerweise nach. (Oder Sie achten einfach nicht mehr darauf, weil Ihnen ein anderes Symptom noch mehr auf die Nerven geht!)

Verstopfung: Die Hormone bewirken eine Verlangsamung der Verdauungs-vorgänge, damit Sie jeden Nährstoff aus Ihrer Nahrung aufnehmen können. Außerdem verdrängt Ihre wachsende Gebärmutter Ihre Eingeweide, was zu Blähungen, Verstopfung und Sodbrennen führt. Wasser und eine ballast-stoffreiche Ernährung können die Verdauung anregen. Auch natürliche Ab-führmittel wie Trockenfrüchte und Pflaumensaft bringen Erleichterung. In schwereren Fällen kann der Arzt ein unbedenkliches Medikament empfeh-len.

Krampfadern und Hämorrhoiden: Auch sie gehören zu den »kleinen Freu-den« der Schwangerschaft. Manche Frauen leiden an großen Hämorrhoi-den, die wochen- oder monatelang nicht weggehen. Wenn Venen das Blut nicht effizient zum Herzen zurücktransportieren können, sammelt es sich an bestimmten Stellen und führt zu Krampfadern (in Beinen und Scheide) bzw. Hämorrhoiden (im Enddarm). Durch die in der Schwangerschaft auftre-tende Gewichtszunahme und den durch die wachsende Gebärmutter aus-geübten Druck werden die Beschwerden noch verschlimmert. Was Sie tun können:

■ Legen Sie so oft wie möglich die Beine hoch, um die Venen zu entlasten und die Durchblutung zu verbessern.
■ Treiben Sie Sport, um den Kreislauf anzuregen. Schwimmen hilft.
■ Gönnen Sie sich ein 20-minütiges Sitzbad. (Sitzbäder werden auch zur Heilungsförderung bei Dammschnitt empfohlen.)
■ Fragen Sie Ihren Arzt nach einer hamamelishaltigen Salbe gegen Hämor-rhoiden.
■ Nehmen Sie mehr Ballaststoffe und Wasser zu sich, um den Stuhl wei-cher zu machen und starkes Pressen beim Stuhlgang zu vermeiden. (Da-durch würden die Hämorrhoiden nur noch größer!)

Schwindelgefühle und Herzrasen: Ihr Blutkreislauf verändert sich: Die Blutmenge erhöht sich um die Hälfte, sodass Ihr Herz entsprechend mehr leisten muss. Mehr Blut fließt zur Gebärmutter; das Baby kann auf die Hauptvenen drücken, was zu absinkendem Blutdruck und Schwindelgefühlen führt. Halten Sie Ihren Blutzuckerspiegel konstant und trinken Sie viel, um Beschwerden zu vermeiden. Heftiges Herzklopfen tritt besonders in den heißen Sommermonaten auf. Die normale Herzfrequenz steigt während der Schwangerschaft um etwa 20 Schläge pro Minute. Wenn Sie normalerweise einen Ruhepuls von 80 haben, liegt er jetzt zwischen 90 und 100. Schon bei geringfügiger Anstrengung kann er auf 110 bis 120 Schläge pro Minute ansteigen, was manche Frauen sehr beunruhigt.

■ Verändern Sie Ihre Körperhaltung oder setzen Sie sich hin, wenn Sie sich unwohl fühlen.
■ Legen Sie sich bei Herzrasen oder Atemnot auf die linke Seite. Die Symptome klingen dann wahrscheinlich schnell ab.
■ Stehen Sie möglichst langsam auf.

Übermäßiger Speichelfluss (Pytalismus): Bei Frauen, die unter Morgenübelkeit leiden, ist die Wahrscheinlichkeit höher, dass auch übermäßiger Speichelfluss auftritt. Das Lutschen an Zitrusfrüchten ist ein beliebtes Hausmittel zur Reduzierung der Speichelproduktion.

Stimmungsschwankungen: Stellt eine Schwangerschaft eine Steigerungsform von PMS dar? Bei manchen Frauen schon. Hormone und der Stress, der aus dem Nachdenken über die bevorstehenden Veränderungen resultiert, können zu Reizbarkeit und Weinerlichkeit führen. Sie sind nicht die Einzige, die davon betroffen ist! Viele Mütter können sich daran erinnern, während der Schwangerschaft wegen einer rührseligen Schmonzette, Werbung oder Grußkarte (die sie vorher mit Augenverdrehen kommentiert hätten) in Tränen ausgebrochen zu sein. Die Stimmungsschwankungen klingen meist am Ende des ersten Trimesters ab, um dann kurz vor der Entbindung erneut aufzutreten. Sprechen Sie mit Ihrem Arzt, wenn Sie sich von Ihren Gefühlen überwältigt oder depressiv fühlen.

Hautveränderungen: Durch die Hormonschübe in der Schwangerschaft fühlen Sie sich womöglich in die Pubertät zurückversetzt. Bei den meisten Frauen treten Hautunreinheiten auf. Reinigen Sie Ihr Gesicht mit einer milden Seife und Wasser. Verwenden Sie keine Aknemedikamente oder Antifaltencremes! Diese können Stoffe enthalten, die beim Ungeborenen möglicherweise Missbildungen hervorrufen.

EXPERTENTIPP: Atmen Sie tief durch und … entspannen Sie sich. Während der Schwangerschaft kann es zeitweise zu extremer Reizbarkeit kommen. Sehen Sie es als das, was es ist: das normale Verhalten einer Schwangeren. Sie sind müde, fühlen sich körperlich unwohl und machen sich möglicherweise Sorgen. All das ist völlig normal – versuchen Sie nur, die Kollateralschäden so gering wie möglich zu halten. Wenden Sie folgende Strategien an: Reduzieren Sie die Koffein-, Zucker- und Salzzufuhr. Schlafen Sie viel, treiben Sie Sport und lenken Sie sich mit einem Buch oder Film ab. Manche Frauen sind lieber allein, bis sie sich wieder im Griff haben, während andere die Unterstützung von Freunden und Angehörigen brauchen, um sich aufheitern zu lassen.

Gesunde Lebensweise

Die Wahrheit in Bezug auf die Gewichtszunahme während der Schwangerschaft kann ernüchternd sein: Essen für zwei ist ein Mythos! 300 zusätzliche Kalorien pro Tag reichen aus. Wenn Sie im Laufe der Schwangerschaft Ihre Aktivitäten einschränken, brauchen Sie möglicherweise überhaupt keine zusätzlichen Kalorien, da Sie ja weniger verbrennen.

Dennoch ist die Gewichtszunahme ein Zeichen gesunden Wachstums. Eine Verringerung der Kalorienzufuhr kann zu Untergewicht des Babys oder sogar zu einer Frühgeburt führen. Diäten während der Schwangerschaft sind gefährlich. Dadurch können dem Fötus Nährstoffe vorenthalten werden. Denken Sie an die alte Regel: neun Monate zunehmen, neun Monate abnehmen. Achten Sie darauf, sich mit viel Obst und Gemüse, viel Protein und maßvoll dosierten Kohlenhydraten ausgewogen zu ernähren.

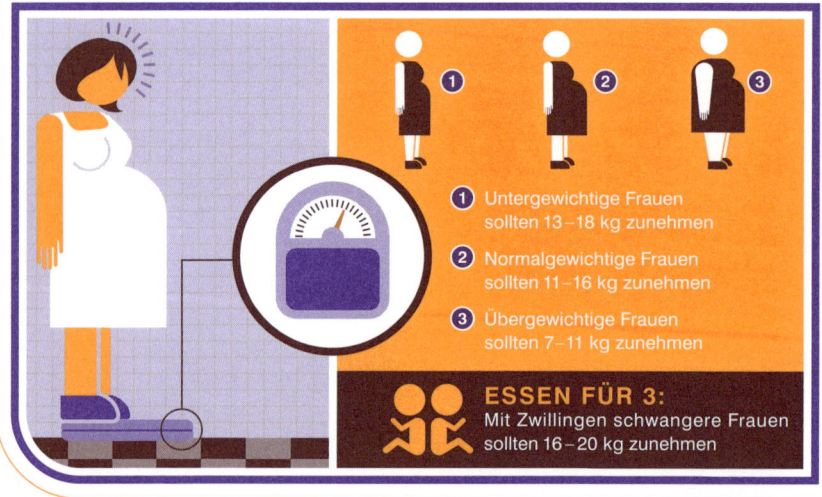

1 Untergewichtige Frauen
sollten 13 – 18 kg zunehmen

2 Normalgewichtige Frauen
sollten 11 – 16 kg zunehmen

3 Übergewichtige Frauen
sollten 7 – 11 kg zunehmen

ESSEN FÜR 3:
Mit Zwillingen schwangere Frauen
sollten 16 – 20 kg zunehmen

Schwangerschaft nach Zahlen

- Untergewichtige Frauen sollten 13–18 kg zunehmen
- Normalgewichtige Frauen sollten 11–16 kg zunehmen
- Übergewichtige Frauen sollten 7–11 kg zunehmen
- Mit Zwillingen schwangere Frauen sollten 16–20 kg zunehmen

Doch bekanntlich ist jede Frau anders. Die meisten Frauen nehmen in der ersten Hälfte der Schwangerschaft zwei bis sieben Kilo und von der 20. Woche bis zur Entbindung etwa 0,5 Kilo pro Woche zu. Im ersten Trimester treten wegen der starken Hormonwirkungen viele Abweichungen vom Durchschnittswert auf. Viele Frauen stellen überhaupt keine Gewichtsveränderungen fest oder nehmen sogar ab, weil sie unter Übelkeit, Appetitmangel und Erbrechen leiden. Solange Sie genug trinken und das Baby ausreichend wächst, können Sie sich darauf verlassen, dass das Ungeborene sich nimmt, was es braucht, und dass die Gewichtszunahme früher oder später eintreten wird.

Wenn Sie zu stark zunehmen, testet Ihr Arzt Sie möglicherweise auf hormonelle Störungen, Diabetes und Schilddrüsenerkrankungen. Doch auch werdende Mütter mit chronischen Erkrankungen können im Normalfall mit einem glücklichen Ausgang ihrer Schwangerschaft rechnen.

DOC-INFO: Schwangere berichten oft, dass sie wie zuvor essen und Sport treiben, aber dennoch zunehmen. Die Gewichtszunahme ist größtenteils auf Wassereinlagerungen zurückzuführen. Der Körper einer Schwangeren ist wie ein Schwamm. Wegen der Neigung zur Wasseraufnahme reagieren werdende Mütter stark auf salzreiche Kost. Wenn Sie in einem späten Stadium der Schwangerschaft chinesisch oder eine Pizza essen gehen, können erstaunliche Gewichtsveränderungen auftreten, bei denen es sich um eine Ausgleichsmaßnahme des Körpers handelt.

Gemüsefan? Tipps für vegetarische und vegane Ernährung

Bei schwangeren Vegetarierinnen oder Veganerinnen (Letztere essen weder Fleisch noch Fisch, Eier oder Milchprodukte) besteht rein theoretisch das Risiko eines Proteinmangels. Da sich die meisten Anhängerinnen dieser Ernährungsformen jedoch sehr bewusst ernähren und die Risiken kennen, ist die Wahrscheinlichkeit erheblicher Mangelerscheinungen gering.

Der Vitamin- und Mineralienbedarf schwangerer Vegetarierinnen oder Veganerinnen lässt sich gut mit Gemüse, Obst, angereicherten Lebensmitteln und Vitaminpräparaten für Schwangere decken. Eine ausreichende B_{12}-, Zink- und Eisenzufuhr kann durch Nahrungsergänzungsmittel und eine ausgewogene Kost gewährleistet werden. Allerdings sollte der Arzt in diesen Fällen das fötale Wachstum besonders engmaschig überwachen und vermehrt Tests zur Überprüfung des Elektrolythaushalts durchführen.

Hier einige gute pflanzliche Proteinquellen für Schwangere:

- Sojaprodukte (Sojamilch, Tofu, Tempeh, Edamame)
- Hülsenfrüchte (z.B. Linsen), Nüsse, Samen, Bohnen (hier bieten sich auch Fertigprodukte wie Hummus und Chili sin carne oder – noch bequemer – fertige Proteinshakes an.)
- Weizenkeime (können über die Speisen gestreut werden)
- Kombinieren Sie Proteine mit Vollkornprodukten (Vollkornbrot, braunem Reis etc.), um alle Aminosäuren aufzunehmen.

Essensgelüste

Manchmal scheint Ihr Baby der heikelste Kunde im Uterus-Café zu sein – je-

ESSENSGELÜSTE: Spüren, was Ihr Körper und das Baby brauchen.

EVTL. GELÜSTE NACH FOLGENDEN NAHRUNGSMITTELN:

1. Grapefruits, Zitronen, Orangen
2. Erdbeeren, Kirschen
3. Mandeln
4. Schokolade
5. Pasta mit würziger Soße
6. Pommes Frites
7. Schokokekse
8. Milchshakes

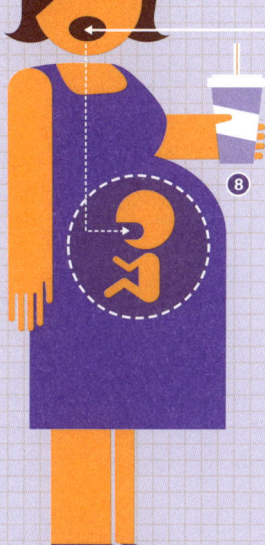

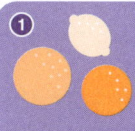

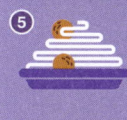

BEISPIELE FÜR UNGEWÖHNLICHE ESSENSGELÜSTE:

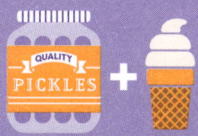

Essiggurken und Eiscreme

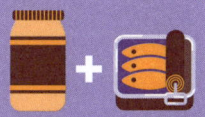

Nutella und Sardinen

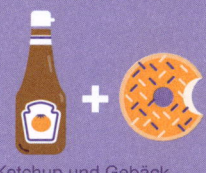

Ketchup und Gebäck

⚠ **ACHTUNG, PICA:** Vorsicht vor Gelüsten z. B. nach Ton, Kreide, Wäschestärke etc.

mand, der ständig ausgefallene Wünsche äußert. Zu den häufigsten Gelüsten gehören Essiggurken in Kombination mit Eiscreme. Manche Frauen sehnen sich nach Schokolade, Nudeln mit würziger roter Soße oder Grapefruits. Hören Sie auf Ihren Körper. Lust auf würziges Essen könnte eine Aufforderung sein, wegen der erhöhten Blutmenge, die in Ihrem Körper zirkuliert, mehr Salz zu sich zu nehmen, während die Gier nach Grapefruits für einen erhöhten Vitamin-C-Bedarf stehen könnte. Auch Hormone lösen Essensgelüste aus, die im ersten Trimester am intensivsten sein können.

Dass es sich um Gelüste handelt, wissen Sie, wenn Sie eines der folgenden Nahrungsmittel sofort (und in großen Mengen) konsumieren wollen:

- Schokokekse
- Schokomilch
- Essiggurken
- Orangen und Zitronen
- Kirschen, Erdbeeren
- Spinat
- Hüttenkäse
- Mandeln
- Milchshakes
- Frisches Brot
- Pommes frites

⚠ **WARNUNG:** *Wenn Sie Gelüste nach ungenießbaren (und für den Fötus schädlichen) Substanzen wie bspw. Ton, Wäschestärke oder Kreide verspüren, sollten Sie sofort mit Ihrem Arzt sprechen. Diese Störung wird als »Pica« bezeichnet. Als eine ihrer Ursachen gilt Eisenmangel.*

Morgenübelkeit

Übelkeit am Morgen ist nicht einfach nur der Weckruf schwangerer Frauen. Unwohlsein und Erbrechen können zu jeder Tageszeit auftreten. Bei den meisten Frauen konzentrieren sich diese Beschwerden auf das erste Trimester. Bei einigen Pechvögeln halten sie aber auch noch im zweiten Trimester an – und einige wenige Frauen leiden während der gesamten Schwangerschaft darunter. Bei der extremen Form (Hyperemesis gravidarum) kann sogar ein Krankenhausaufenthalt erforderlich werden, um Dehydrierung (Austrocknung), Gewichtsverlust und andere Probleme zu vermeiden. In schweren Fällen ist die Einnahme von Nahrungsergänzungsmitteln ratsam.

Für die Morgenübelkeit wird ein Überschuss an Hormonen (Progesteron und hCG) verantwortlich gemacht, doch auch Stress, Erschöpfung, Geruchsempfindlichkeit, ein schwankender Blutzuckerspiegel und plötzliche Bewegung auf leeren Magen können dazu beitragen. Die Beschwerden sind zwar unangenehm, gelten aber als positives Zeichen dafür, dass die Plazenta ihre Arbeit tut. Progesteron trägt durch die von ihm bewirkte Verlangsamung der Magenleerung zum Unwohlsein bei.

Babys sind »Parasiten«: Sie nehmen sich, was sie brauchen, auch wenn die Mutter kaum Nahrung zu sich nimmt. Das einzig wirklich Beunruhigende an der Morgenübelkeit ist die Möglichkeit der Dehydrierung. Sprechen Sie mit Ihrem Arzt, wenn Sie 24 Stunden lang keine Flüssigkeit bei sich behalten können oder sich ständig benommen fühlen.

Es sind zwar Medikamente gegen Übelkeit und Erbrechen auf dem Markt, doch die meisten Schwangeren ziehen es vor, die Symptome mithilfe von Hausmitteln zu bekämpfen.

Akupressurarmbänder: dieselben, die auch gegen Seekrankheit helfen.

Cola: ein altbewährtes Mittel gegen Übelkeit.

Ingwer: Werdende Mütter schwören auf alles, was Ingwer enthält (Bonbons, Lutscher, Tee, die frische Wurzel).

Kräcker, Toast, Salzbrezeln: Pure Kohlenhydrate sind leicht zu verdauen. Bewahren Sie einige Kräcker o.Ä. in Ihrem Nachttisch auf und essen Sie sie noch vor dem Aufstehen.

Kräutertees (Kamille, Pfefferminze oder Himbeerblätter): Manche Kräutertees fördern die Verdauung, was Übelkeit lindern kann.

Vitamin B$_6$: Nehmen Sie dreimal pro Tag 25 Milligramm davon zu sich. Dieses Nahrungsergänzungsmittel gleicht möglicherweise einen Mangel aus, der zum Unwohlsein beiträgt.

Zitrone: Einigen Frauen hilft der saure Geschmack.

⊕ *DOC-INFO: (Morgen-)Übelkeit ist normal und schützt Mutter und Kind. Die Lebensmittelabneigungen im ersten Trimester richten sich oft gegen rotes Fleisch, Huhn, Fisch, Meeresfrüchte und Milchprodukte – alles leicht verderbliche Nahrungsmittel, die (bei nicht ausreichender Garung) zu einer Lebensmittelvergiftung und somit Gefährdung des Fötus führen können. All das Erbrechen hat also sein Gutes! Ganz im Ernst!*

Sportliche Betätigung

Dem inneren Schweinehund nachzugeben, ist keine gute Strategie. Natürlich fühlen Sie sich erschöpft und unwohl, aber Sport kann Ihrem Körper in vielerlei Hinsicht helfen. Die Vorteile sind es wert, die Chipstüte und die Frauenzeitschrift aus der Hand zu legen und sich vom Sofa zu erheben. (Sprechen Sie aber vorher mit Ihrem Arzt darüber, ob Sie Sport treiben dürfen.)

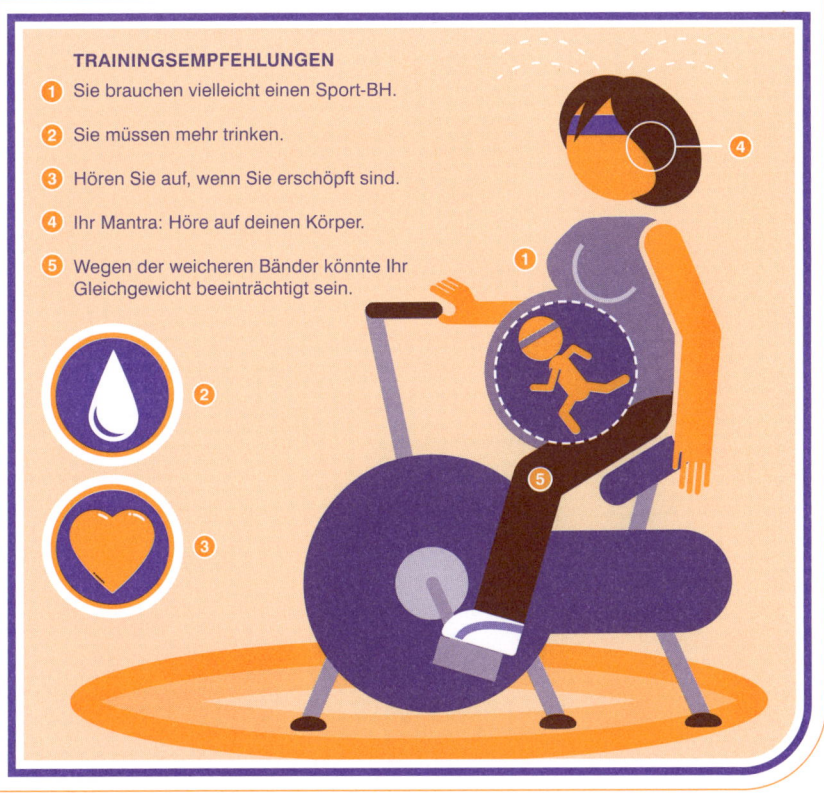

TRAININGSEMPFEHLUNGEN

1. Sie brauchen vielleicht einen Sport-BH.

2. Sie müssen mehr trinken.

3. Hören Sie auf, wenn Sie erschöpft sind.

4. Ihr Mantra: Höre auf deinen Körper.

5. Wegen der weicheren Bänder könnte Ihr Gleichgewicht beeinträchtigt sein.

Hier einige der Vorteile:

■ Sport und frische Luft lenken Sie von der Übelkeit ab.

■ Die Verlagerung Ihrer Aufmerksamkeit vom eigenen Körper auf die Welt um Sie herum hilft gegen Launenhaftigkeit.

■ Die verstärkte Blutzirkulation nimmt den Druck von Krampfadern und Hämorrhoiden.

■ Die Anregung Ihrer Darmtätigkeit hilft gegen Verstopfung und Blähungen.

■ Das Dehnen und Bewegen der Beine verhindert Wadenkrämpfe.

■ Sport setzt Endorphine (Glückshormone) frei, die Kopfschmerzen schon im Ansatz bekämpfen und gegen Erschöpfung wirken.

■ Mehr Muskelkraft und eine größere Ausdauer tragen zu einer schnelleren Entbindung bei.

Bevor Sie losjoggen oder sich auf den Hometrainer schwingen, sollten Sie Folgendes beachten:

[1] Wenn Ihre Brüste sehr empfindlich sind und besonderen Halt brauchen, müssen Sie sich vielleicht einen Sport-BH zulegen.

[2] Nehmen Sie viel Flüssigkeit zu sich.

[3] Wenn Sie erschöpft sind oder Ihnen schlecht wird, hören Sie sofort auf und ruhen Sie sich aus.

[4] Ihr Mantra sollte lauten: Höre auf deinen Körper. Wenn Sie vor Ihrer Schwangerschaft 10 Kilometer pro Tag gelaufen sind, müssen Sie nun immer wieder neu bewerten, was Ihr Körper noch zu leisten imstande ist.

[5] Durch weichere Bänder und zunehmendes Gewicht kann Ihr Gleichgewicht beeinträchtigt werden. Berücksichtigen Sie das bei der Auswahl Ihrer Aktivitäten.

Was zu viel des Guten ist

Schwangere, die Sport treiben wollen, fürchten oft, sie könnten den Fötus durch ihre erhöhte Herzfrequenz oder Körpertemperatur gefährden. Beim Training sollten Sie noch in der Lage sein, sich zu unterhalten. Sobald Sie zu keuchen oder nach Atem zu ringen beginnen, ist Ihr Körper zu stark beansprucht. Eine weitere Empfehlung lautet: Die maximale Herzfrequenz sollte zwischen 130 und 140 Schlägen pro Minute liegen. Geübte Sportlerinnen können sich selbstverständlich etwas stärker fordern.

Empfehlenswerte Sportarten

Die meisten Frauen können ihre bisherigen sportlichen Aktivitäten beibehalten und sollten lediglich im Laufe der Schwangerschaft die Intensität reduzieren.

Walking und Schwimmen sind auf jeden Fall empfehlenswert: Dabei ist nicht zu erwarten, dass Sie das Gleichgewicht verlieren oder einen Schlag auf den Bauch abbekommen, und Sie können Ihr Tempo selbst bestimmen. Wasser nimmt den Druck von Becken und Rücken und lockert die Muskeln im oberen Teil des Rückens. Außerdem wird im kühlen Nass die Beindurchblutung verbessert.

Auch Yoga bietet Schwangeren die Möglichkeit, auf sanfte Weise zu trainieren. Allerdings werden Sie gegen Ende der Schwangerschaft bestimmte Stellungen nicht mehr einnehmen können. Nehmen Sie am besten an einem speziellen Yogakurs für Schwangere teil.

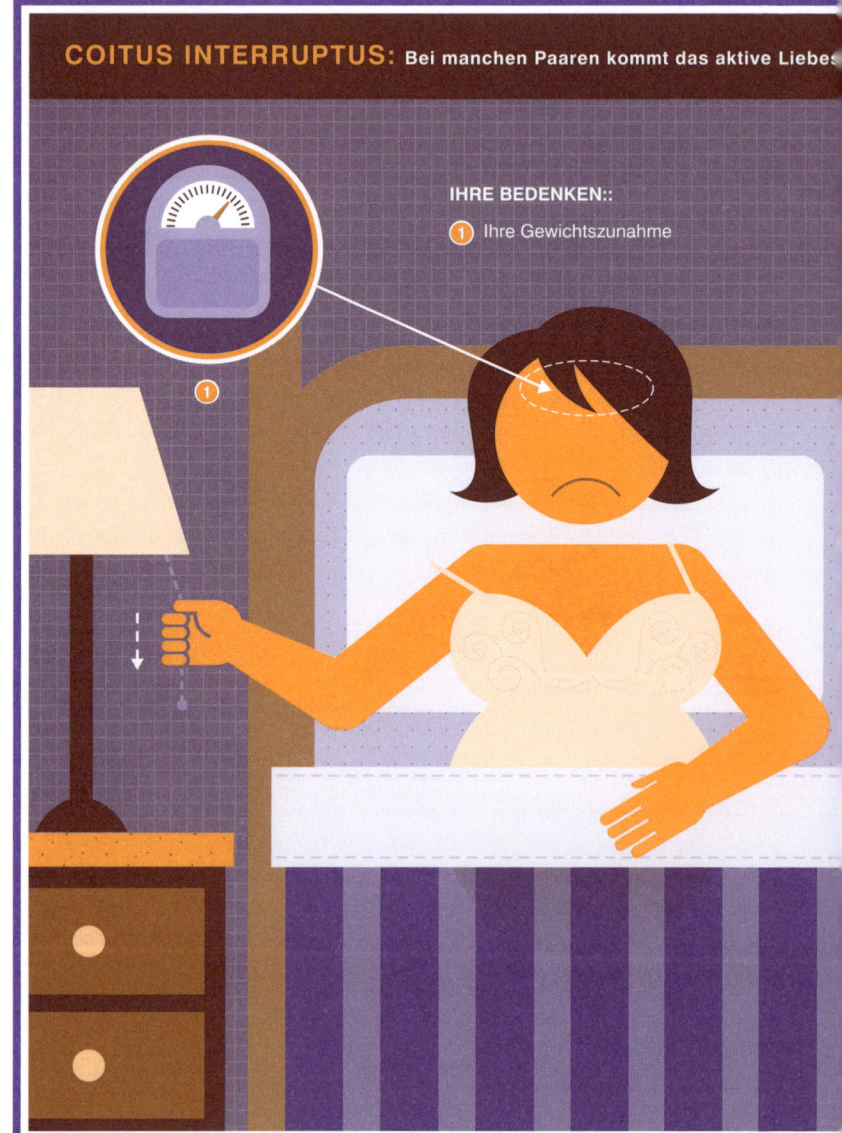

COITUS INTERRUPTUS: Bei manchen Paaren kommt das aktive Liebes

IHRE BEDENKEN::

1 Ihre Gewichtszunahme

...ben nach der Empfängnis aufgrund verschiedener Bedenken zum Erliegen.

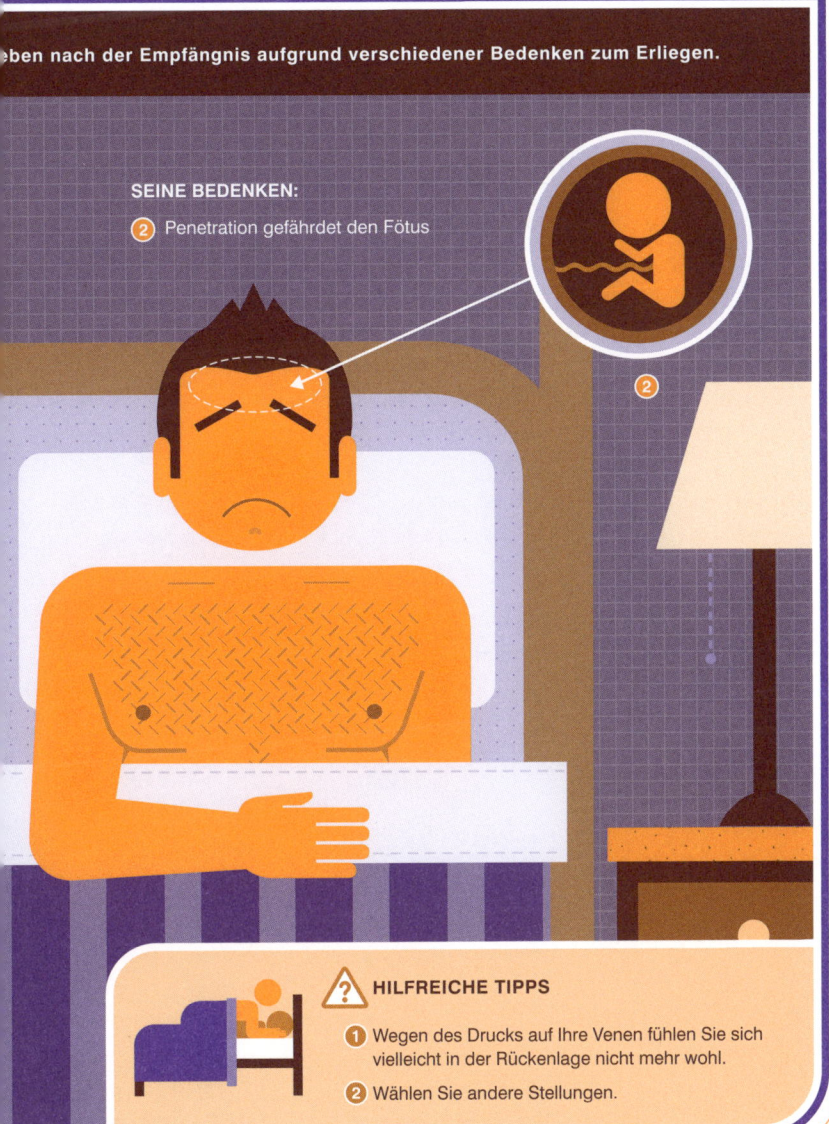

SEINE BEDENKEN:

2 Penetration gefährdet den Fötus

⚠ **HILFREICHE TIPPS**

1 Wegen des Drucks auf Ihre Venen fühlen Sie sich vielleicht in der Rückenlage nicht mehr wohl.

2 Wählen Sie andere Stellungen.

Radfahren ist ebenfalls empfehlenswert, aber möglicherweise sollten Sie nach einer Weile auf einen Hometrainer umsteigen, um einen Sturz auszuschließen.

Alle Frauen – ob sportlich oder nicht – profitieren von Kegelübungen. Diese nach dem Frauenarzt Dr. Arnold Kegel benannten Übungen dienen der Kräftigung der Beckenbodenmuskulatur. Auf diese Weise wird nicht nur das Herauspressen des Babys unterstützt, sondern auch unfreiwilliger Harnabgang während und nach der Geburt verhindert und die Rückbildung beschleunigt. Außerdem sollen Kegelübungen zu einer größeren sexuellen Befriedigung (beider Partner) beitragen.

[1] Lokalisieren Sie Ihre Beckenbodenmuskeln, indem Sie beim Wasserlassen versuchen, den Urinfluss zu stoppen. Wenn Ihnen das gelingt, wissen Sie, um welche Muskeln es geht.

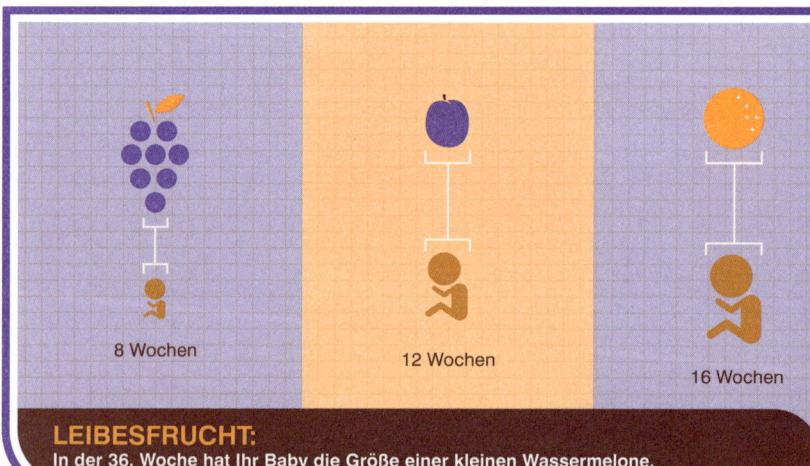

8 Wochen

12 Wochen

16 Wochen

LEIBESFRUCHT:
In der 36. Woche hat Ihr Baby die Größe einer kleinen Wassermelone.

[**2**] Spannen Sie die Muskeln an.

[**3**] Halten Sie die Spannung 15 Sekunden lang.

[**4**] Lassen Sie wieder locker.

[**5**] Absolvieren Sie drei Durchgänge mit je 15 Kontraktionen.

⚠ **EXPERTENTIPP:** *Wenn Sie die Übungen nach jeder Mahlzeit ausführen, wird das Training schnell zur Gewohnheit.*

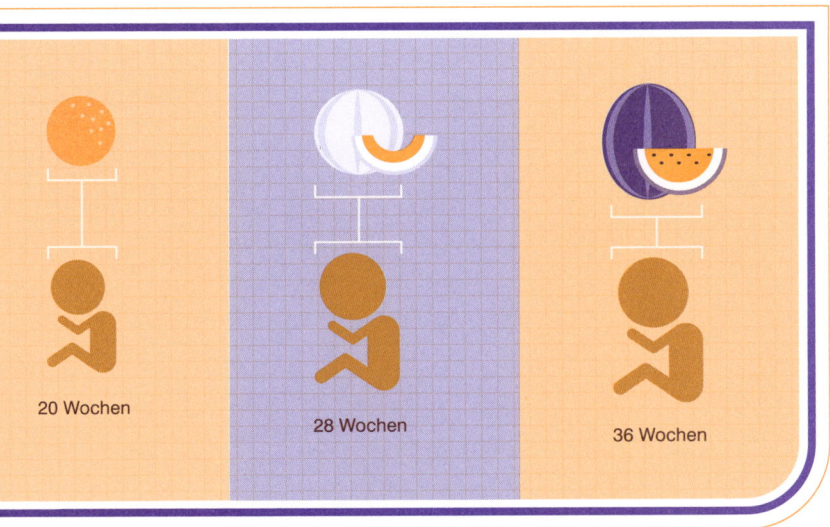

20 Wochen

28 Wochen

36 Wochen

Sex nach der Empfängnis

Der Sexualtrieb schwangerer Frauen ist völlig unberechenbar: Manche Frauen fühlen sich dick und unattraktiv und haben keine Lust auf Sex. Andere dagegen sind geradezu unersättlich. Und bei einer dritten Gruppe spielt der Sexualtrieb Achterbahn. Manche Männer scheuen sich, in Gegenwart ihres Babys Sex zu haben, oder fürchten, den Fötus oder die Partnerin zu verletzen. (Diese Bedenken sind völlig unbegründet.)

Wie auch immer es Ihnen und Ihrem Partner damit ergeht – Sie sind nicht allein! Von sexuellen Aktivitäten ist nur bei einer Risikoschwangerschaft abzuraten. Sprechen Sie mit Ihrem Arzt darüber.

Allerdings machen die körperlichen Veränderungen in der Schwangerschaft gewisse logistische Überlegungen erforderlich. Nach dem ersten Trimester ist die Rückenlage wegen des Drucks auf die Venen möglicherweise unbequem für Sie. Wenn Ihnen schummrig wird, verlagern Sie Ihr Gewicht. Sie wollen ja wohl nicht in Ihren sexy Umstands-Dessous in der Notaufnahme landen, oder? Wählen Sie Stellungen, die Ihnen und Ihrem Partner angenehm sind.

Die Größe des Fötus

Fällt es Ihnen oder Ihrem Partner schwer, sich vorzustellen, wie groß Ihr Baby gerade ist? Vielleicht hilft Ihnen ja die Obstanalogie. Wenn Sie in die Obstabteilung des Supermarkts kommen, bitten Sie Ihren Partner, eine kleine Wassermelone in die Hand zu nehmen, und stellen Sie sich vor, diese im Bauch herumzutragen. Erwarten Sie dagegen nicht allzu viel Mitgefühl, wenn Sie erst in der achten Woche sind. Die kleine Traube ist nun wirklich kein Grund zum Jammern!

- 8 Wochen: Traube
- 12 Wochen: Pflaume

- 16 Wochen: Orange
- 20 Wochen: Grapefruit
- 28 Wochen: Honigmelone
- 36 Wochen: kleine Wassermelone

⚠️ **NUR FÜR VÄTER:** *Halten Sie sich bloß gut fest: Die Achterbahn kommt jetzt in Schwung. Vielleicht fällt es Ihnen schwer, die seelischen und körperlichen Veränderungen Ihrer Partnerin nachzuvollziehen. Gießen Sie kein Öl ins Feuer, indem Sie emotional reagieren, wenn sie sich irrational verhält. Denken Sie immer an Ihr Mantra: »Ich habe unrecht, und es tut mir leid.« Außerdem ist diese Erfahrung eine gute Vorübung für den Umgang mit Kindern. Manchmal werden Sie nach einem harten Arbeitstag nach Hause kommen und mitten in einer Familienkrise landen. Diese Situationen sind Teil des Zusammenlebens mit Kindern – und völlig unvorhersehbar. Bleiben Sie gelassen, denken Sie in großen Zusammenhängen, und scheuen Sie sich nicht, Tagebuch zu führen. Am ersten Geburtstag Ihres Kindes werden Sie und Ihre Partnerin sich köstlich darüber amüsieren. (Vielleicht leistet sie dann sogar ein wenig Wiedergutmachung!)*

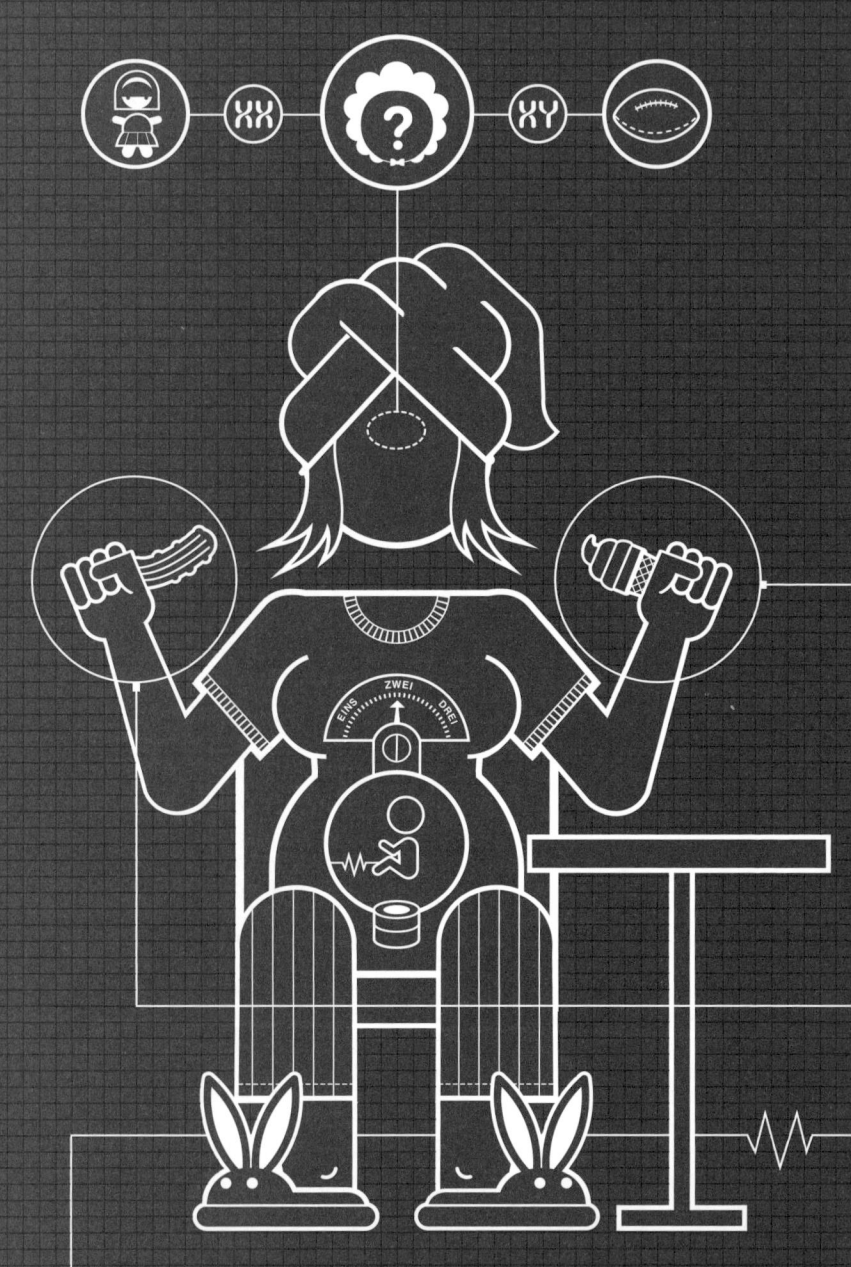

Kapitel 3

Zweites Trimester

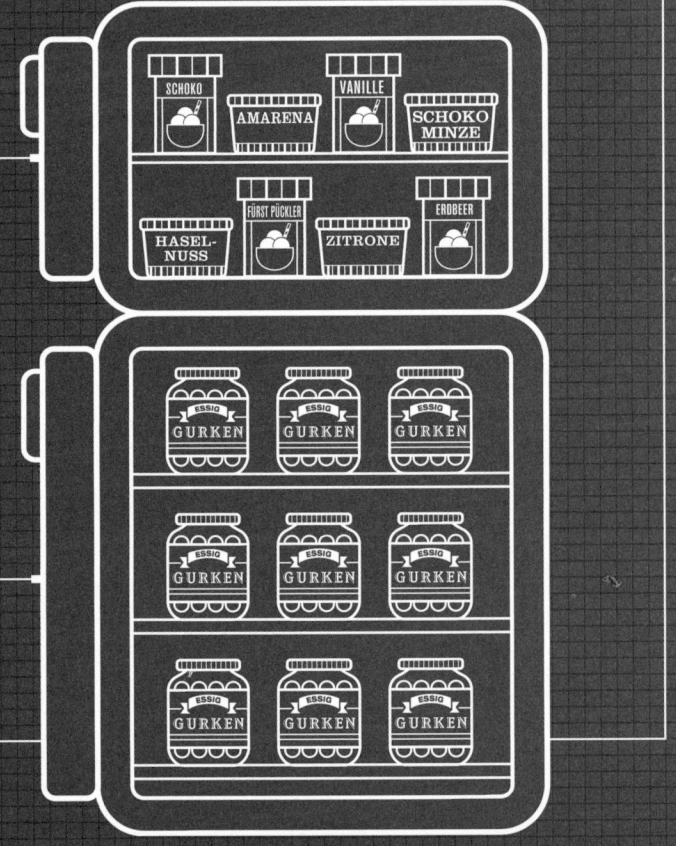

Wenn es ein Trimester gibt, in dem Sie sich rundum wohlfühlen, dann dieses: Sie sehen zwar schwanger aus, wirken aber noch nicht plump. Kopfschmerzen und Übelkeit sind wie weggeblasen. Die Müdigkeit hat nachgelassen (auch wenn Sie sich immer noch hin und wieder ein Nickerchen gönnen). Schlaf- und Verdauungsstörungen stehen noch nicht ganz oben auf der Beschwerdenliste (wie am Ende der Schwangerschaft). Sie haben die Reisegeschwindigkeit erreicht, die Sie während der nächsten drei Monate beibehalten werden, bevor Ihr Körper sich auf die »Landung« vorbereiten muss.

Die Entwicklung des Babys: 14. bis 26. Woche

Hier einige Highlights der Entwicklung Ihres Babys in diesem Trimester:

14. Woche: Das Baby beginnt die Lungenfunktion durch »Ein- und Ausatmen« von Fruchtwasser nachzuahmen. Dieses Ein- und Ausströmen unterstützt die Entwicklung von Lungengewebe und Atmungsmuskulatur als Vorbereitung auf die Zeit nach der Geburt, wenn das Baby selbstständig atmen muss. Bis dahin erhält es durch die Nabelschnur Sauerstoff aus dem Blut der Mutter.

15. Woche: Am Körper des Babys beginnt sich eine feine Behaarung (Lanugo) zu entwickeln. Es kann am Daumen lutschen.

16. Woche: Äußere Genitalien sind vollständig entwickelt.

17. Woche: Das Baby baut Fettschichten auf. Es kann hören.

18. Woche: Das Baby ist inzwischen recht aktiv.

19. Woche: Im Darm bildet sich Mekonium. Daraus wird der erste Stuhlgang nach der Geburt bestehen.

20. Woche: Sie haben die erste Hälfte geschafft.

21. Woche: Das Baby hat seinen eigenen Schlafrhythmus.

22. Woche: Das Baby hat Fingerabdrücke. Die meisten Schwangeren können in dieser Woche Kindsbewegungen spüren – auch wenn die Plazenta an der vorderen Gebärmutterwand liegt (siehe »Doc-Info").

23. Woche: Das Baby trinkt und verdaut Fruchtwasser.

24. Woche: Die meisten Ärzte halten das Baby jetzt für lebensfähig, d.h., es könnte außerhalb des Mutterleibs überleben.

25. Woche: Die Kindsbewegungen werden deutlicher und regelmäßiger. Am intensivsten sind sie nach Mahlzeiten und vor dem Schlafengehen.

26. Woche: Die Augen sind vollständig ausgebildet. Die Lunge produziert einen Stoff, der ein Verkleben der Lungenstrukturen verhindert.

DOC-INFO: In der 22. Woche spüren fast alle Schwangeren Kindsbewegungen, manche auch schon etwas früher. Die Unterschiede sind auf die Lage der Plazenta zurückzuführen. Sitzt sie an der Rückwand der Gebärmutter, befindet sich das Baby näher an den Nerven der vorderen Bauchwand, sodass seine Bewegungen schon in der 16. Woche spürbar sein können.

Entwicklung des Babys, 14.–26. Woche

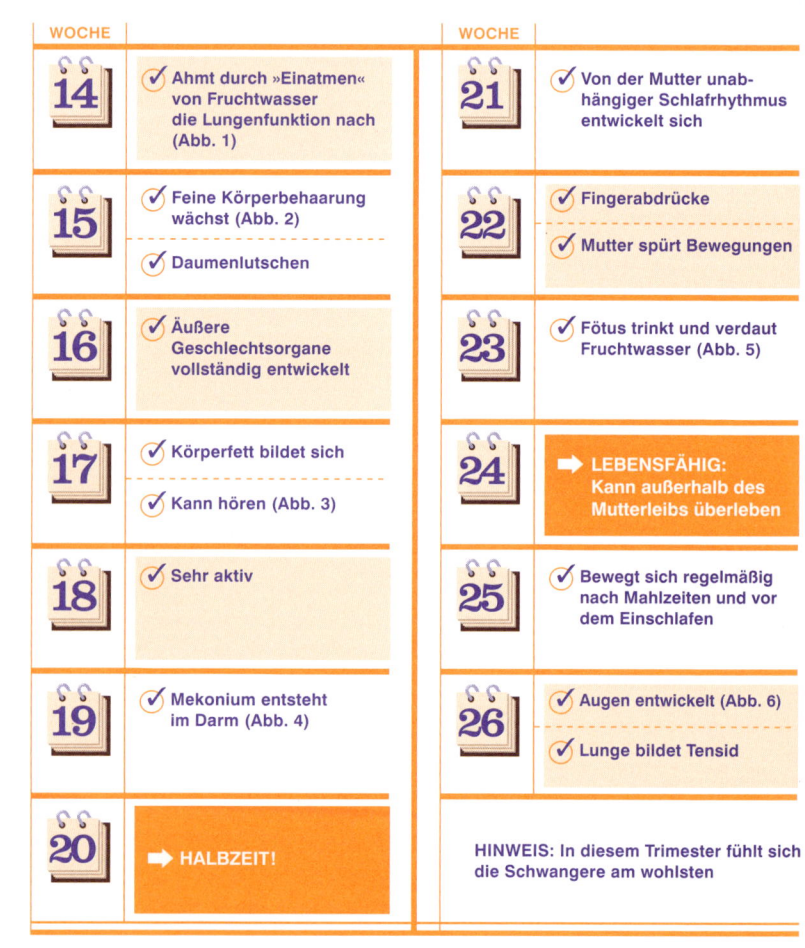

WOCHE		WOCHE	
14	✓ Ahmt durch »Einatmen« von Fruchtwasser die Lungenfunktion nach (Abb. 1)	**21**	✓ Von der Mutter unabhängiger Schlafrhythmus entwickelt sich
15	✓ Feine Körperbehaarung wächst (Abb. 2) ✓ Daumenlutschen	**22**	✓ Fingerabdrücke ✓ Mutter spürt Bewegungen
16	✓ Äußere Geschlechtsorgane vollständig entwickelt	**23**	✓ Fötus trinkt und verdaut Fruchtwasser (Abb. 5)
17	✓ Körperfett bildet sich ✓ Kann hören (Abb. 3)	**24**	➡ LEBENSFÄHIG: Kann außerhalb des Mutterleibs überleben
18	✓ Sehr aktiv	**25**	✓ Bewegt sich regelmäßig nach Mahlzeiten und vor dem Einschlafen
19	✓ Mekonium entsteht im Darm (Abb. 4)	**26**	✓ Augen entwickelt (Abb. 6) ✓ Lunge bildet Tensid
20	➡ HALBZEIT!		HINWEIS: In diesem Trimester fühlt sich die Schwangere am wohlsten

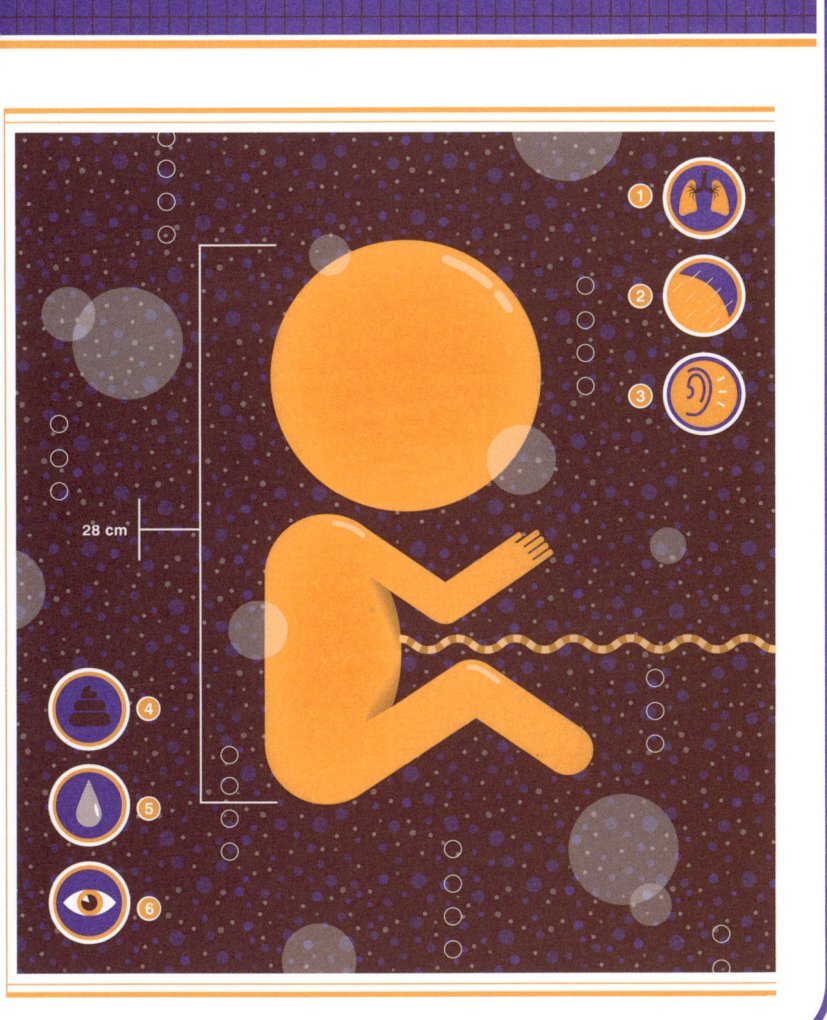

28 cm

Sitzt sie dagegen an der vorderen Wand, fungiert sie als Dämpfer, sodass die Kindsbewegungen erst spürbar sind, wenn das Baby größer und kräftiger ist. Eine vorne liegende Plazenta wirkt sich in der Nacht positiv aus, da die Schwangere nicht von den Tritten und Stößen des Babys wach gehalten wird.

Versuchen Sie Ihr Glück: Junge oder Mädchen?

Manche Leute werden darüber spekulieren, ob Sie einen Jungen oder ein Mädchen erwarten. Besonders ältere Damen scheinen sich berufen zu fühlen, das Geschlecht eines Babys vorherzusagen. Hier einige der vollkommen unzuverlässigen Hinweise, an denen sie sich orientieren:

■ Wenn Ihr Bauch »hoch« ist, wird es ein Mädchen, wenn er eher »tief« sitzt, ein Junge.

■ Bei Gelüsten nach saurem Essen wird es ein Junge, bei Gelüsten nach Süßem ein Mädchen.

■ Bei mehr als 150 kindlichen Herzschlägen pro Minute wird es ein Mädchen, bei einem niedrigeren Wert ein Junge.

■ Wenn Sie unreine Haut haben, bekommen Sie ein Mädchen (Mädchen »stehlen das gute Aussehen der Mutter«).

■ Wenn Ihre Nase breiter wird, erwarten Sie einen Jungen. (Wie war das mit dem guten Aussehen?)

■ Wenn ein an einer Schnur über Ihren Bauch gehaltener Ehering zu kreisen beginnt, erwarten Sie einen Jungen. Bewegt sich der Ring hin und her, erwarten Sie ein Mädchen.

■ Wenn Ihr Bauch wie ein Ball aussieht, wird es ein Junge, wenn er eher die Form einer Wassermelone hat, ein Mädchen.

- Wenn Sie sehr unter Morgenübelkeit leiden, wird es ein Mädchen.
- Wenn Sie sehr kalte Füße haben (kältere als vor der Schwangerschaft), erwarten Sie einen Jungen.
- Wenn der werdende Vater ebenfalls zunimmt, wird es ein Junge.

Arztbesuche: Was hinter geschlossenen Türen geschieht

Im zweiten Trimester finden die Vorsorgeuntersuchungen immer noch einmal im Monat statt (bei Risikoschwangerschaften auch öfter). Wie schon im ersten Trimester laufen die Arztbesuche nach einem festen Schema ab. Der Gynäkologe beantwortet Fragen in Bezug auf die bei Ihnen auftretenden Beschwerden und tut außerdem Folgendes:

- Er wiegt Sie.
- Er misst Ihren Blutdruck.
- Er untersucht Ihren Urin. Hohe Zuckerwerte können ein Anzeichen für Diabetes sein. Eiweiß kann auf eine Störung der Nierenfunktion sowie auf Präeklampsie, Blut auf eine Infektion oder Nierensteine hindeuten.
- Er prüft, ob Ödeme (Wassereinlagerungen) an Knöcheln und Händen vorliegen. Starke Schwellungen können auf eine Präeklampsie hinweisen.
- Er hört den Herzschlag des Babys ab.
- Er ertastet den »Fundusstand« (die Lage des oberen Gebärmutterpols), der auf die Größe des Babys schließen lässt.

Tests in diesem Trimester

Sie fühlen sich nun viel besser – was stimmt da nicht?

So geht es vielen Frauen in diesem Trimester, wenn Übelkeit und Erschöpfung nachlassen. Man sieht Ihnen die Schwangerschaft kaum an, und Sie spüren vielleicht auch noch nicht oft Kindsbewegungen. Dabei kommen Ihnen folgende Gedanken: »Ich muss nicht mehr so häufig aufs Klo. Ich könnte die Zeit nutzen, um mir Sorgen zu machen, weil sich mein Baby seit über einer Stunde nicht mehr bewegt hat.«

Mancher Arzt bekommt am Telefon Folgendes zu hören: »Ich fühle mich gut, habe wieder mehr Energie, aber ich befürchte, dass irgendwas nicht stimmt!« Auch wenn all die Tests im zweiten Trimester Sie beunruhigen – sie sind dazu gedacht, Ihnen und Ihrem Partner die Gewissheit zu geben, dass Ihr Baby sich normal entwickelt. (Und wenn die Tests doch eine Anomalie ergeben, haben Sie jetzt die Informationen, die Sie brauchen, um etwas dagegen zu tun oder sich weiter zu informieren.)

Es ist absolut faszinierend, eine Ultraschallaufnahme des eigenen Babys zu sehen. Möglicherweise wird Ihnen erst nach einer Weile bewusst, dass das, was Sie am Bildschirm beobachten, in Ihrem eigenen Körper passiert.

Fruchtwasseruntersuchung (Amniozentese): Wird meist in der 16. Woche durchgeführt. Dabei handelt es sich um keine Routineuntersuchung. Der Test wird allen Frauen über 35 (bei denen ein erhöhtes Missbildungsrisiko besteht), bei Mehrlingsschwangerschaften und bei bekannten Erbkrankheiten in der Familie empfohlen.

Der Ablauf ist wie folgt:

[1] Nach der Desinfektion des Bauchs wird eine Hohlnadel in die Fruchtblase eingeführt. Da im Unterbauch relativ wenige Nerven vorhanden sind,

ist keine Anästhesie erforderlich. Kneifen Sie sich mal in der Nähe des Nabels. Sehen Sie? Ist doch gar nicht so schlimm!

[2] Der Arzt überwacht mithilfe eines Ultraschallgeräts die Platzierung der Nadel, um nicht das Baby oder die Plazenta zu treffen.

[3] Fruchtwasser wird entnommen.

[4] Aus dem Fruchtwasser werden fötale Zellen isoliert und im Labor kultiviert, bis die DNA analysiert werden kann, um die Chromosomenzahl zu bestimmen. Es sollten 23 Chromosomenpaare und zwei Geschlechts-

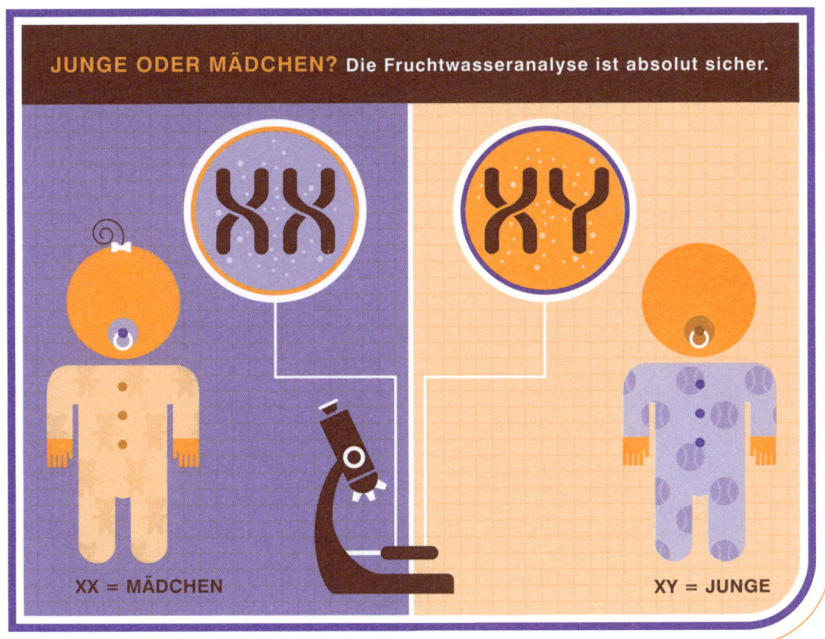

JUNGE ODER MÄDCHEN? Die Fruchtwasseranalyse ist absolut sicher.

XX = MÄDCHEN

XY = JUNGE

chromosomen (XX oder XY) vorhanden sein. Manchmal wird auch auf Erbkrankheiten, wie bspw. zystische Fibrose oder Sichelzellenanämie getestet.

[**5**] Die Ergebnisse liegen nach etwa zehn Tagen vor.

Bonuspunkt: Das Geschlecht des Babys kann zu diesem Zeitpunkt
ebenfalls mit absoluter Sicherheit bestimmt werden.

Ultraschall (21. bis 22. Woche): Bei dieser Untersuchung wird die Anato-
mie des Babys detailliert geprüft (bspw. werden Finger und Zehen gezählt),
um Probleme an inneren Organen, Knochenstrukturen, Plazenta und Nabelschnur auszuschließen. Dieser Check wird als »Großer Ultraschall« oder
»Organ-Ultraschall« bezeichnet. Wenn das Baby mitspielt (und Sie es erfahren wollen), kann dabei das Geschlecht bestimmt werden.

EXPERTENTIPP: Wenn Sie das Geschlecht des Babys nicht wissen
wollen, sollten Sie es dem Arzt vor der Untersuchung sagen, damit er das
Geheimnis nicht versehentlich ausplaudert.

NUR FÜR VÄTER: Die Ultraschalluntersuchung im zweiten Trimester
sollten Sie nicht versäumen. Wenn Sie das Baby im Mutterleib sehen, wird Ih-
nen klar, was Ihre Partnerin vom ersten Tag an gespürt hat: Sie beide werden
Eltern! Zu beobachten, wie das winzige Wesen Ihnen zuwinkt, am Daumen
lutscht oder schützend den Arm über seinen Kopf legt, macht Ihnen be-
wusst, dass Sie und Ihre Partnerin diejenigen sind, die ihm Geborgenheit
und Liebe schenken werden.

Glukosetoleranztest (25. bis 28. Woche): Wenn ein erhöhtes Diabetesrisi-
ko besteht, kann ein Glukosetoleranztest durchgeführt werden. Dabei trin-

ken Sie eine Glukoselösung. Davor und eine Stunde danach wird Ihnen Blut abgenommen. Wenn der Test positiv ist, erhalten Sie entsprechende Ernährungstipps. Bleiben die Zuckerwerte dennoch hoch, ist möglicherweise eine Insulingabe erforderlich.

Keine Routine: AFP-, Triple- und Quadruple-Test

Keine der folgenden Untersuchungen, bei denen nach Hinweisen auf Down-Syndrom und Spina bifida gesucht wird, hat eine eindeutige Diagnosefunktion. Wenn die Tests bestimmte Ergebnisse liefern, wird zur Bestätigung eine Fruchtwasser- oder Ultraschalluntersuchung empfohlen. Der Quadruple-Test ist am präzisesten. Sprechen Sie mit Ihrem Arzt über die verschiedenen Möglichkeiten.

Alpha-Fetoprotein-Test (16. bis. 18. Woche): Das Baby produziert Alpha-Fetoprotein (AFP), das in Ihren Blutkreislauf übertritt. Grundlage dieses Tests ist eine Blutentnahme. Erhöhte AFP-Werte können auf Neuralrohrdefekte hinweisen, während niedrige Werte ein Zeichen für Down-Syndrom sein können. (Wenn im ersten Trimester eine Chorionzottenbiopsie durchgeführt wurde, wird mit diesem Test in der 16. Woche auf Spina bifida und andere Missbildungen getestet.)

Triple-Test (18. bis 20. Woche): Die Ergebnisse dieses Bluttests sind exakter als beim AFP-Test. Beim Triple-Test wird sowohl der AFP-Wert als auch der hCG- und Estriol-Wert bestimmt. Die Ergebnisse geben Aufschluss über die Möglichkeit eines Neuralrohrdefekts oder Down-Syndroms. Die endgültige Bestätigung liefert eine Ultraschall- oder Fruchtwasseruntersuchung.

Quadruple-Test (18. bis 20. Woche): Die meisten Frauen entscheiden sich für diesen Test, da er präziser als der Triple-Test ist, weil zusätzlich der Inhibin-A-Wert ermittelt wird. Die Kombination aus Quadruple-Test und Ersttrimester-Screening (Nackentransparenz und PAPP-A-Test) liefert die verlässlichsten Ergebnisse in Bezug auf Down-Syndrom und andere Chromosomenanomalien.

⊕ *DOC-INFO: Tests auf Chromosomenanomalien oder Missbildungen sind nicht zwingend vorgeschrieben. Die Schwangere und ihr Partner müssen diese Entscheidung auf der Grundlage ihrer religiösen und ethischen Überzeugungen selbst treffen. Dabei sollten sie sich fragen, welche Konsequenzen sie aus einem positiven Ergebnis (Vorliegen eines Defekts) ziehen würden. Einen Plan zu haben, verringert Ängste.*

Anzeichen dafür, dass Ihr Körper hart arbeitet

Zu all den Veränderungen, die vielleicht schon im ersten Trimester aufgetreten sind (empfindliche Brüste, Dehnungsschmerzen, Verstopfung und Blähungen, Schwächegefühle und Herzrasen, Krampfadern und Hämorrhoiden, häufiger Harndrang) können jetzt weitere Beschwerden hinzukommen. (Und das ist, wie gesagt, das Trimester, in dem Sie sich am wohlsten fühlen werden!)

Verstärktes Wachstum von Haaren und Nägeln: Hormone beschleunigen das Haar- und Nagelwachstum. Haare wachsen an Stellen, die vorher haarfrei oder zumindest nicht so stark behaart waren. Genießen Sie einfach das prächtigste Haupthaar Ihres Lebens.

Zahnfleischbluten: Die verstärkte Durchblutung macht Ihr Zahnfleisch empfindlicher und blutungsanfälliger. Verwenden Sie eine weichere Zahnbürste und bürsten Sie sanfter.

Sodbrennen: Hormone verlangsamen die Verdauung und lassen den Speiseröhrenschließmuskel erschlaffen, sodass Magensäure in die Speiseröhre zurückfließt. Säurehemmer lindern die Beschwerden rasch und liefern zusätzlich Kalzium. Meiden Sie scharfe Speisen, die die Verdauungsprobleme noch verschlimmern können, und legen Sie sich nicht direkt nach dem Essen hin. Wenn es doch einmal scharfes Essen sein muss, sollte es sich auch wirklich lohnen (Sie werden tagelang dafür büßen müssen!).

Nasenbluten und verstopfte Nase: Hormone verursachen ein Anschwellen der Schleimhäute und eine verstärkte Blutzufuhr. Wenden Sie bei Nasenbluten Eis oder Druck an.

Karpaltunnelsyndrom: Der Nerv, der im Bereich des inneren Handgelenks verläuft, kann durch Flüssigkeitsansammlungen gequetscht werden. Bei entsprechend hohem Druck treten Kribbeln und Taubheitsgefühle in der Hand auf. Das Tragen einer Handgelenksschiene kann Erleichterung verschaffen. Wie so viele während der Schwangerschaft auftretende Probleme wird auch dieses nach der Entbindung abklingen.

Hautveränderungen: Hormone beeinflussen die Pigmentierung der Haut durch Aktivierung von Melaninzellen. Möglicherweise bemerken Sie eine dunklere Färbung der Linie zwischen Nabel und Schambein, der sogenannten Linea nigra. Das ist ein weiteres, nicht sehr sexy wirkendes Schwangerschaftsphänomen. Bei manchen Frauen tritt auch das sogenannte Chloasma auf, eine maskenartige bräunliche Hautverfärbung im Gesicht.

Auch Muttermale können dunkler und größer werden. Halten Sie sich nicht lange in der Sonne auf, um die Melaninaktivität nicht zusätzlich anzuregen. Die stimulierende Wirkung der Schwangerschaftshormone kann auch die Bildung von Stielwarzen fördern. Die meisten dieser Veränderungen verschwinden nach der Entbindung wieder.

Schwangerschaftsstreifen: Diese streifenförmigen Verfärbungen können überall dort auftreten, wo die Haut gedehnt wird: an Bauch, Brüsten, Po, Oberschenkeln. Sie bleiben zwar dauerhaft erhalten, verblassen aber irgendwann.

»Schwangerschaftsdemenz«: Viele Schwangere werden sehr vergesslich. Ihr Baby, Ihr Körper und alle Verpflichtungen im Zusammenhang mit der Gesundheitsvorsorge nehmen so viel Raum in Ihrem Gehirn ein, dass Sie manchmal nicht mehr wissen, welcher Tag heute ist, wo Sie Ihre Sonnenbrille hingelegt und dass Sie Ihren Erstgeborenen im Wartezimmer vergessen haben.

Weißfluss: Dieser farblose Ausfluss ist harmlos und schützt den Muttermund. Wenn er jedoch eine Farbe annimmt, sollten Sie den Arzt aufsuchen, um sicherzugehen, dass keine Infektion vorliegt.

Beinkrämpfe: Ein häufiges Problem, das auf Flüssigkeitseinlagerung und Dehydrierung sowie auf eine Verlagerung des Schwerpunkts und damit eine andere Belastung der hinteren Beinmuskeln zurückgeführt wird. Der Körper muss mehr arbeiten, um Sie aufrecht zu halten. Diese Kompensation kann zu Rückenschmerzen sowie Krämpfen an der Rückseite der Oberschenkel und in den Waden führen. Dehnen und massieren Sie die Muskeln – besonders vor dem Einschlafen und beim Aufwachen.

Garderobe auf Zuwachs planen

Werdende Mütter fühlen sich in Bezug auf die Umstandsgarderobe oft zwischen Eitelkeit und praktischem Nutzen hin- und hergerissen. Der Bauch macht Ihnen schon zu schaffen, doch ein paar schicke Umstandssachen könnten Sie aufmuntern – deren Preis allerdings weniger. Was tun? Hier sind einige Tipps:

[1] Gönnen Sie sich einige teuere Basics, die Ihrer neuen Figur schmeicheln und in denen Sie sich wohlfühlen.

[2] Stöbern Sie nach heruntergesetzten Sachen in höheren Größen.

[3] Vergessen Sie nicht, dass Sie im Lauf der Zeit noch größere Sachen kaufen müssen, um Ihren wachsenden Bauch unterzubringen. Planen Sie Ihre Einkäufe entsprechend.

[4] Freundinnen und Verwandte geben ihre Umstandssachen sicher gern weiter. (Ihnen wird es genauso gehen, wenn Ihnen die Designer-Umstandsjeans nach zwei Wochen nicht mehr passt. Sie werden dankbar sein, wenn Sie jemanden finden, der die Hose aufträgt.)

[5] Auch in Second-Hand-Läden finden Sie wenig getragene Umstandskleidung.

[6] Kaufen Sie einige neutrale Hosen, Röcke und Oberteile und erwecken Sie mithilfe wechselnder Accessoires (Taschen, Tücher, Armreife oder Ohrringe, Schals, Schuhe) den Eindruck einer umfangreichen Garderobe.

ERWEITERUNG DER GARDEROBE

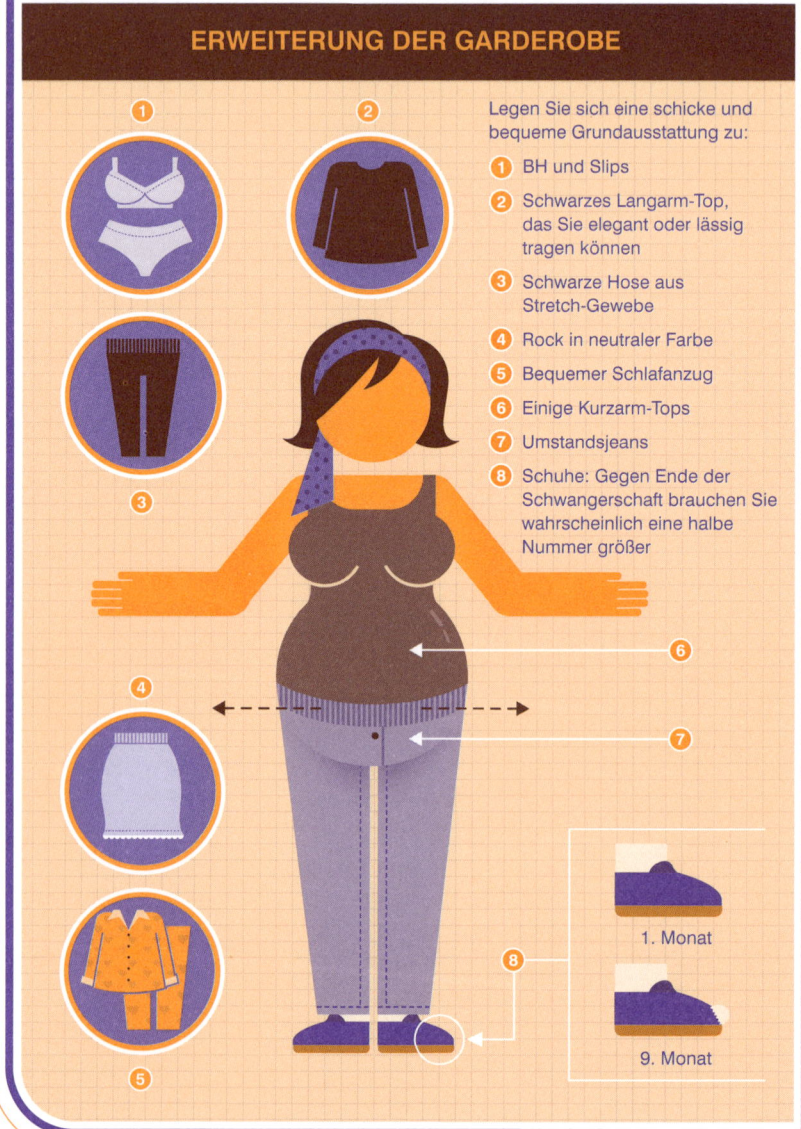

Legen Sie sich eine schicke und bequeme Grundausstattung zu:

1 BH und Slips

2 Schwarzes Langarm-Top, das Sie elegant oder lässig tragen können

3 Schwarze Hose aus Stretch-Gewebe

4 Rock in neutraler Farbe

5 Bequemer Schlafanzug

6 Einige Kurzarm-Tops

7 Umstandsjeans

8 Schuhe: Gegen Ende der Schwangerschaft brauchen Sie wahrscheinlich eine halbe Nummer größer

1. Monat

9. Monat

Hier noch eine Shopping-Rechtfertigung (falls Sie eine brauchen): Teurere Accessoires, die Sie sich jetzt leisten, können Sie auch noch nach der Schwangerschaft tragen.

[7] Natürlich gilt es auch während der Schwangerschaft, Querstreifen, große Muster und schlechte Schnitte zu vermeiden. Schwarz und dunkle Farben machen schlanker.

Einige Vorschläge für die Umstandsgarderobe:

■ BH und Slips, die Ihrer neuen Gestalt entsprechen (entweder spezielle Umstandshöschen oder knappe Slips, die unter dem Bauch enden). Ein gut sitzender BH ist gerade in der Schwangerschaft wichtig.

■ Umstandsjeans: Wählen Sie eine dunkle Farbvariante. Meiden Sie Schnitte mit besonders engem Bein – sie betonen nur Ihre bauchige Figur.

■ Basic-Top und T-Shirts (gut für Lagenoptik)

■ schwarzes Langarmtop, das Sie elegant oder lässig tragen können

■ schwarze Stretchhose

■ schlichter Rock in neutraler Farbe

■ bequemer Pyjama mit geknöpftem Oberteil (ziehen Sie ihn sofort an, wenn Sie nach Hause kommen)

■ Schuhe: Gegen Ende der Schwangerschaft brauchen Sie wahrscheinlich eine halbe Nummer größer. Investieren Sie in ein Paar sportliche und in ein Paar elegante Schuhe. Mokassins sind leichter anzuziehen als Schnürschuhe. Sie werden das zu schätzen wissen, wenn Sie sich das erste Mal über Ihren Bauch beugen müssen, um Schnürsenkel zu binden.

⚠ *EXPERTENTIPP: Sie können Ihrem Stil eher treu bleiben, wenn Sie die Umstandslinien der Marken kaufen, die Sie auch sonst tragen.*

Schlafprobleme

**Mit wachsendem Bauch gleicht das Schlafen zunehmend einer Fähig-
keit, die Sie erst neu erlernen müssen. Dank Sodbrennen, verstopfter
Nase, Beinkrämpfen, Druck auf dem Zwerchfell und Herzrasen werden
Sie sich wahrscheinlich unter die Schäfchenzähler begeben. (Sehen
Sie es einfach als Übung für all die Nächte, in denen Sie der hungrige
Knirps wach halten wird.)**

**Außerdem beginnen bei manchen Schwangeren die Hüften zu
schmerzen, sodass sie sich die ganze Nacht hin und her wälzen. Nach
jeder Umlagerung müssen die Kissen neu zurechtgelegt werden.
Schwangerschaftsbedingte Schnarchkonzerte hallen im Schlafzimmer
wider. Von den nächtlichen Wanderungen zum Badezimmer ganz zu
schweigen. Der Partner kapituliert an diesem Punkt oft und zieht sich
auf das Sofa zurück. Und selbst Haustiere suchen sich ein ruhigeres
Plätzchen!**

Schlaftipps für Schwangere

[1] Schlafen Sie auf der linken Seite. Auf das Schlafen in Rückenlage
sollten Sie bis zur Entbindung verzichten, weil die wachsende Gebärmutter
auf große Blutgefäße drückt (Aorta und Hohlvene verlaufen entlang der Wirbelsäule durch Brustkorb und Bauch) und dadurch den Blutrückfluss zum
Herzen verringert, was wiederum zu einer geringeren Blutzufuhr zum Baby
führen kann. Aber keine Sorge – die meisten Frauen spüren Warnsignale
(Herzklopfen, Atemnot oder Schwindelgefühle), ehe eine Gefahr für den
Fötus besteht. Machen Sie sich wegen der Schlafposition nicht verrückt.
Wenn Sie auf dem Rücken aufwachen, rollen Sie sich auf die Seite – wenn
möglich, auf die linke.

[**2**] Verwenden Sie Kissen. Manche Schwangere schwören auf einen Berg Kissen oder ein langes Seitenschläferkissen, das ihnen dort Halt gibt, wo sie ihn am meisten brauchen. Legen Sie in der Seitenlage das Kissen zwischen Ihre Knie. Dadurch wird der Winkel verringert, in dem Ihr Bein von der Hüfte abknickt, was wiederum Hüftschmerzen entgegenwirkt. (Ihr Partner weiß das lange Kissen, das auf seine Bettseite übergreift, wahrscheinlich weniger zu schätzen.)

[**3**] Passen Sie die Temperatur im Schlafzimmer an. Optimal ist eine Temperatur von maximal 22°C. Die Körpertemperatur einer Schwangeren unterscheidet sich zwar nicht sehr von der einer nicht schwangeren Frau – ihre Fähigkeit, Wärme abzuleiten, aber sehr wohl.

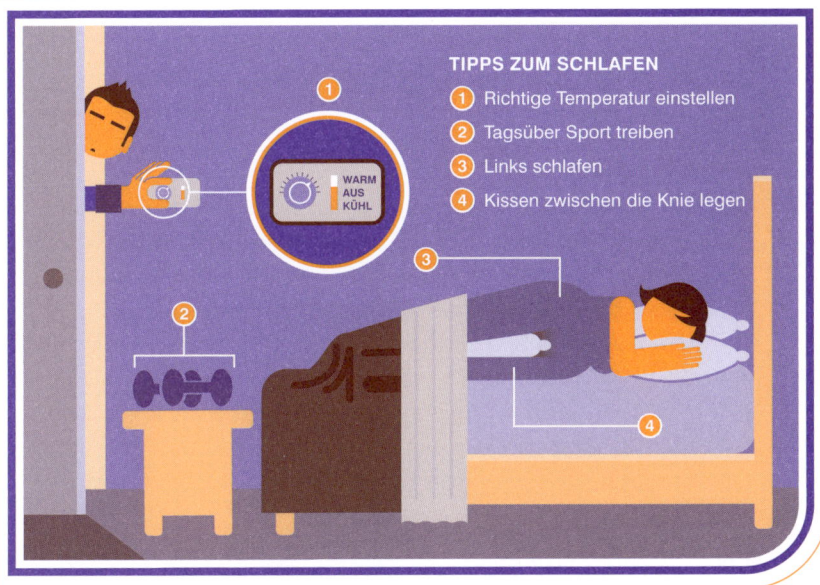

TIPPS ZUM SCHLAFEN

1 Richtige Temperatur einstellen

2 Tagsüber Sport treiben

3 Links schlafen

4 Kissen zwischen die Knie legen

[**4**] Treiben Sie Sport. Wenn Sie sich tagsüber auspowern, sind Sie nachts eher auf Schlaf eingestellt.

[**5**] Bringen Sie Ordnung in Ihren Wach-Schlaf-Rhythmus. Wenn Sie wach im Bett liegen, stehen Sie auf und lesen Sie ein Buch. Legen Sie sich erst wieder ins Bett, wenn Sie müde sind. Schlafen Sie nicht tagsüber (auf jeden Fall nicht am späten Nachmittag oder frühen Abend), bis Sie wieder einen Rhythmus gefunden haben.

DOC-INFO: Man sollte nicht vergessen, dass wir früher in Höhlen gelebt haben, von wilden Tieren gejagt wurden und dass die menschliche Rasse dennoch (auch ohne Seitenschläferkissen) überlebt hat. Messen Sie der Frage nach der richtigen Seite nicht allzu viel Bedeutung bei. Solange Sie die Rückenlage vermeiden, ist es egal, auf welcher Seite Sie schlafen.

Was tun bei Erkältung oder Grippe?

Es mag Ihnen unfair vorkommen, wenn Sie sich zusätzlich zu all Ihren Schwangerschaftsbeschwerden auch noch eine Erkältung einfangen. Aber keine Sorge: Die Antikörper, die Ihr Körper zur Krankheitsabwehr produziert, treten in die Plazenta über und schützen auch Ihr Baby. Es behält diese Antikörper noch einige Wochen nach der Geburt, bis es seine eigenen produziert. Folgende Maßnahmen können Sie ergreifen:

■ Lassen Sie sich gegen Grippe impfen (die Grippesaison dauert von Oktober bis Mai). Ihr Baby ist auf diese Weise während der ersten Wochen nach der Geburt ebenfalls gegen Grippe geschützt. Früher wurde die Impfung nur im ersten Trimester empfohlen, aber inzwischen gilt sie während der gesamten Schwangerschaft als unbedenklich.

- Ruhen Sie sich aus.
- Trinken Sie viel.
- Verwenden Sie einen Luftbefeuchter, um die Atmung zu erleichtern.
- Rufen Sie den Arzt, wenn Sie anhaltendes, hohes Fieber haben oder unter Beschwerden leiden, die nicht innerhalb von drei Tagen abklingen.
- Nehmen Sie geeignete Medikamente. Viele rezeptfreie Medikamente dürfen von Schwangeren eingenommen werden.

Behandlung

Manche Wirkstoffe gelten als unbedenklich für Schwangere. Sprechen Sie mit Ihrem Arzt darüber.

DOC-INFO: Viele Frauen werden während der Schwangerschaft öfter krank als sonst. Das ist ganz normal: Der Körper steht wegen Schlaflosigkeit, Ernährungsumstellungen und Erschöpfung unter ständigem Stress.

Reisen im Duo

Manche Frauen sind beruflich viel unterwegs, andere wünschen sich vor der Geburt des Babys noch eine romantische Reise mit dem Partner. Gegen das Verreisen ist normalerweise nichts einzuwenden – selbst im Falle einer Risikoschwangerschaft ist es bis zu einem gewissen Grad möglich.

Viele Ärzte raten von Flugreisen nach der 34. Woche ab, um zu gewährleisten, dass Sie bei Eintreten vorzeitiger Wehen nicht in einer fremden Umgebung entbinden müssen. Da in der Flugkabine normaler Luftdruck herrscht, geht von der Höhe an sich keine Gefahr aus. Es be-

steht auch nicht das Risiko, dass Ihre Fruchtblase platzt. (Bei einem Druckabfall in der Kabine gibt es ganz andere Dinge, um die Sie sich Sorgen machen müssen, als Ihre Fruchtblase.)

Bei den Fluggesellschaften gelten in Bezug auf die Beförderung Schwangerer unterschiedliche Regeln. Nehmen Sie eine Bescheinigung Ihres Arztes mit, aus der klar hervorgeht, dass einem Flug nichts im Wege steht. Treffen Sie lieber Vorsorge – statt am Ende sehnsüchtig der Maschine nachzuwinken, die Sie auf Ihre Trauminsel bringen sollte.

Reisetipps

[1] Wählen Sie ein Reiseziel mit einer sicheren, sauberen Unterkunft, Zugang zu kompetenter ärztlicher Versorgung und einem gut ausgestatteten Krankenhaus in der Nähe.

[2] Verschieben Sie exotische Abenteuer in Teilen der Welt, für die Impfungen erforderlich sind, auf einen späteren Zeitpunkt. Vermutlich wollen Sie Ihre Schwangerschaft nicht damit zubringen, Cholera oder Gelbfieber auszukurieren.

[3] Nehmen Sie sich bei Reisen in südliche Länder vor Leitungswasser und Eiswürfeln in Acht. Trinken Sie Mineralwasser.

[4] Nehmen Sie Ihren Mutterpass mit.

[5] Packen Sie zusätzliche Rationen Ihres Vitaminpräparats ein – für den Fall, dass Sie längere Zeit am Urlaubsort oder am Flughafen festsitzen.

[**6**] Packen Sie zusätzliche Snacks ein.

[**7**] Erkundigen Sie sich vor Flugreisen nach den Richtlinien der betreffenden Fluggesellschaft in Bezug auf Schwangere. Manche akzeptieren schwangere Fluggäste nur bis zur 36. Woche.

[**8**] Achten Sie auf eine ausreichende Flüssigkeitszufuhr. Die Luft in Flugzeugen ist trocken, was zu einer Verschlimmerung von Symptomen wie verstopfter Nase führen kann. Verreiben Sie etwas Vaseline in den Nasenlöchern.

[**9**] Verschaffen Sie sich bei Flug-, Auto- oder Bahnreisen regelmäßig Bewegung. Es ist wichtig, durch Anregen des Blutkreislaufs eine tiefe Beinvenenthrombose zu verhindern, die wiederum eine gefährliche Herz-, Lungen- oder Gehirnembolie verursachen kann. Vermeiden Sie es, die Beine länger übereinanderzuschlagen.

[**10**] Legen Sie – wie Sie es auch schon vor der Schwangerschaft getan haben – im Auto immer den Sicherheitsgurt an.

[**11**] Planen Sie bei Autoreisen mehr Zeit für Pausen (Beine vertreten, essen, Toilettenbesuche) ein.

Hallo, Baby, kannst du mich hören?

Die Antwort lautet »Ja«.

Das Gehör eines Babys ist im zweiten Trimester schon voll entwickelt. Untersuchungen haben gezeigt, dass der Fötus die Stimme seiner Mutter hört und erkennt – obwohl die Schallwellen durch Bauchdecke, Gebärmut-

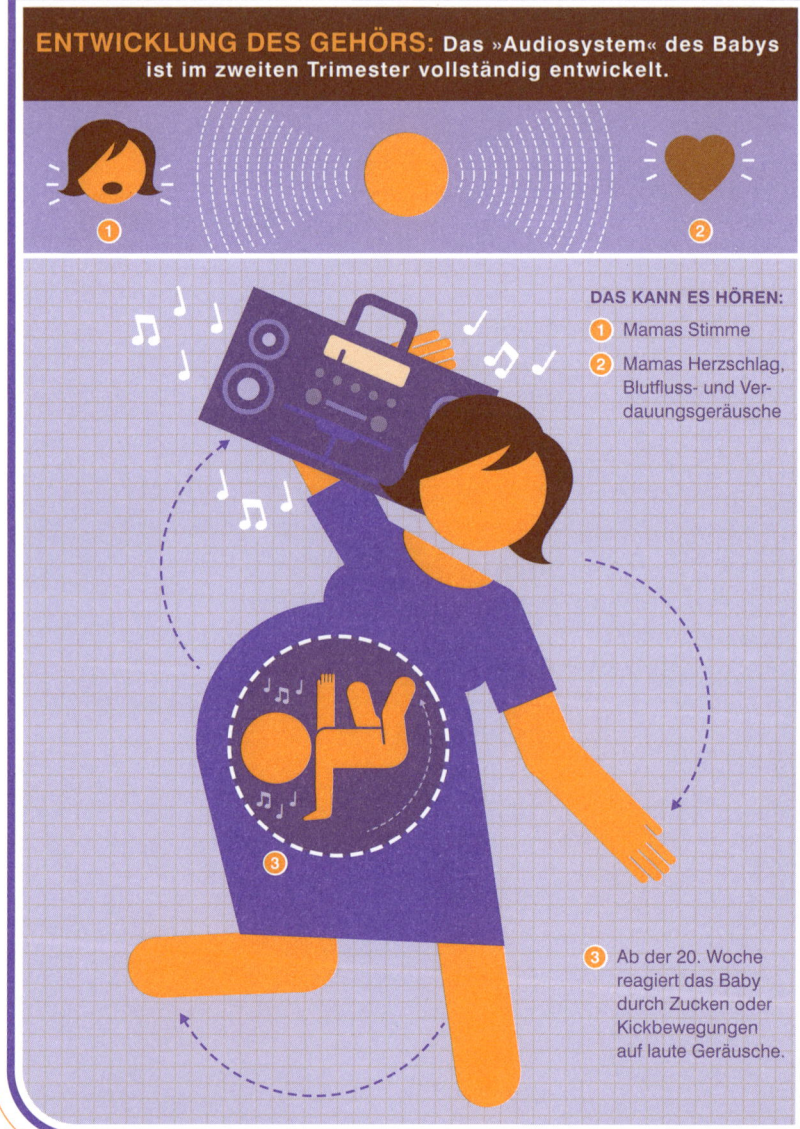

ENTWICKLUNG DES GEHÖRS: Das »Audiosystem« des Babys ist im zweiten Trimester vollständig entwickelt.

DAS KANN ES HÖREN:

1. Mamas Stimme
2. Mamas Herzschlag, Blutfluss- und Verdauungsgeräusche
3. Ab der 20. Woche reagiert das Baby durch Zucken oder Kickbewegungen auf laute Geräusche.

terwand und Fruchtwasser gedämpft werden. Das Baby ist auch mit den Hintergrundgeräuschen Ihrer inneren Organe vertraut. Es gibt Einschlafhilfen für Neugeborene, die das Rauschen im Mutterleib nachahmen. Die vertrauten Geräusche von Mamas Verdauungssystem, Herzschlag und Blutkreislauf wirken auf Babys beruhigend. Sie reagieren auch auf externe Stimuli (z.B. Lärm). Wenn draußen ein Martinshorn zu hören ist, spüren Sie möglicherweise leichte Bewegungen des Kindes. Reduzieren Sie also den Gebrauch von Schimpfwörtern!

Wie Sie unerwünschtes Bauchtätscheln abwehren

Wer weiß schon, was in den Köpfen wildfremder Menschen vor sich geht, die den unwiderstehlichen Drang verspüren, den Bauch Schwangerer zu berühren? Ob das die Betroffenen jemals angenehm finden? Wohl kaum! Manche werdenden Mütter möchten nicht einmal, dass ihnen nahestehende Menschen ihren Bauch berühren. Hier einige Vorschläge zur Abwehr dieser unerwünschten Vertraulichkeit:

■ Versuchen Sie es mit einer Ausweichbewegung. Drehen Sie sich etwas zur Seite oder treten Sie einen Schritt zurück. Dann trifft die Berührung Ihren Arm statt Ihren Bauch.

■ Sprechen Sie einfach weiter. Die meisten Leute gehen nicht mitten in der Unterhaltung auf Tuchfühlung. Halten Sie Blickkontakt und lassen Sie das Gespräch nicht abreißen.

■ Beugen Sie sich nach vorne, um Ihre Schnürsenkel zu binden, sobald sich ein Bauchtätschelversuch abzeichnet.

■ Täuschen Sie einen Hustenanfall vor.

■ Tragen Sie einen weiten Mantel, um Ihren Bauch zu verstecken.

■ Setzen Sie sich verbal zur Wehr:

  • Versuchen Sie es mit einem höflichen: »Nein, danke.«

- »Wenn Sie meinen Bauch anfassen wollen, möchte ich zuerst Ihren anfassen!«
- »Kennen wir uns?«
- »Oh nein, meine Fruchtblase ist geplatzt!« (Da die meisten Leute nicht unbedingt Fruchtwasser auf ihren Schuhen haben wollen, treten sie sofort einen Schritt zurück.)
- Rufen Sie einfach: »Pfoten weg!«

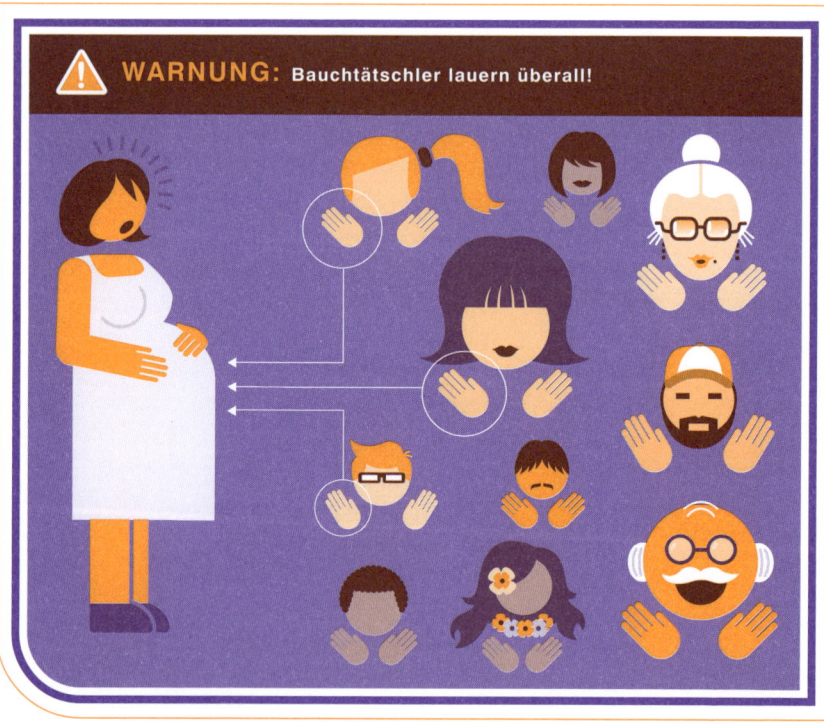

Geburtsvorbereitungs-, Säuglingspflege- und Stillkurse

Viele Erstgebärende haben keine Ahnung, was sie erwartet. Glücklicherweise gibt es Hilfe für sie (und auch für erfahrenere Mütter, die eine Auffrischung brauchen). Die verschiedenen Kurse tragen dazu bei, den vielen neuen Dingen, mit denen werdende Eltern konfrontiert sind, etwas von ihrem Mysterium zu nehmen.

Geburtsvorbereitungskurse: Sie werden von Hebammen geleitet. Wenn sie in einer Klinik stattfinden, beinhalten sie auch eine Kreißsaalbesichtigung. Manche Kurse richten sich nur an die Schwangeren, andere beziehen auch deren Partner mit ein. Die Kurse werden als fortlaufende Kurse über 14 Abende oder als Intensivkurse am Wochenende angeboten. Sie erfahren etwas über die Phasen der Geburt, Kaiserschnitt, Möglichkeiten der Schmerzlinderung und Entspannungstechniken. Nutzen Sie die Gelegenheit, um der erfahrenen Geburtsbegleiterin Fragen zu stellen.

Vorbereitung auf eine natürliche Geburt: Eine natürliche Geburt läuft im Idealfall ohne schmerzstillende Medikamente und medizinische Eingriffe ab. Zwei Mediziner, die sich besonders um diese Methode verdient gemacht haben, sind Fernand Lamaze und Robert Bradley.

Am ältesten und bekanntesten ist die sogenannte »Lamaze-Methode«, bei der die natürliche Fähigkeit einer Frau, sich während der Geburt von ihrer »inneren Weisheit« leiten zu lassen, im Mittelpunkt steht. In den entsprechenden Geburtsvorbereitungskursen werden Methoden zur Reduzierung von Schmerzen und Ängsten sowie zur Beschleunigung des Geburtsvorgangs vermittelt. Sie erfahren etwas über Wehenunterstützung, Schwangerschaftsgymnastik, Atemtechniken, Geburtspositionen, Ernährung, Aroma-

und Hydrotherapie und weitere Methoden zur Förderung der Entspannung und der Wehentätigkeit. Außerdem werden Sie über mögliche medizinische Interventionen informiert, sodass Sie gemeinsam mit dem medizinischen Fachpersonal Entscheidungen treffen können.

Bei der »Bradley-Methode« wird besonderer Wert auf die Unterstützung der Gebärenden durch ihren Partner gelegt. Der Einsatz schmerzstillender Medikamente soll vermieden werden. Stattdessen werden wirkungsvolle Muskelentspannungstechniken vermittelt.

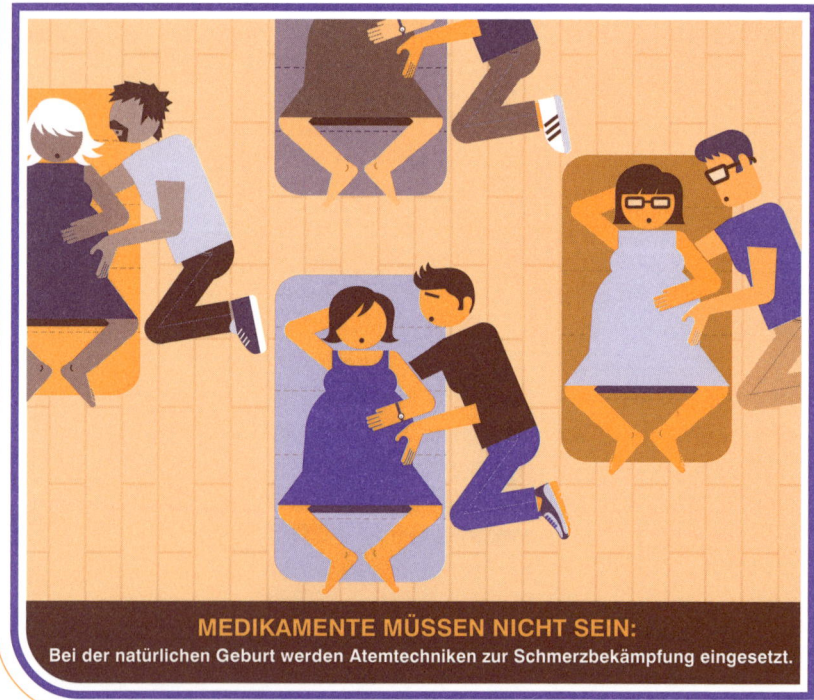

MEDIKAMENTE MÜSSEN NICHT SEIN:
Bei der natürlichen Geburt werden Atemtechniken zur Schmerzbekämpfung eingesetzt.

Bei allen Geburtsvorbereitungskursen, die auf eine natürliche Geburt ausgerichtet sind, wird betont, dass die Geburt ein normaler, natürlicher Prozess ist und ohne medizinische Eingriffe ablaufen kann. Eine natürliche Geburt kann für Frauen und ihre Familien eine sehr bereichernde Erfahrung sein.

Säuglingspflegekurse: Diese Kurse sind für werdende Eltern gedacht, die bislang wenig oder keinen Kontakt zu Babys hatten und der Heimkehr aus der Klinik deshalb mit einer gewissen Besorgnis entgegensehen. Auf dem Lehrplan stehen Wickeln, Baden und andere grundlegende Tätigkeiten. Auch wenn Ihnen beim Wickeln der Plastikpuppe der Schweiß ausbricht: Seien Sie gewiss, dass Sie eines Tages in der Lage sein werden, während Sie das Baby wickeln gleichzeitig zu telefonieren und Ihrem Partner über den Flur zuzurufen, was es zum Abendessen gibt.

Stillkurse: Stillen ist ein schöner Aspekt der Mutterschaft, kann aber auch mit Verunsicherung und Stress verbunden sein. Obwohl das Stillen die natürlichste und gesündeste Form der Babyernährung darstellt, ist es am Anfang nicht immer einfach. Sie werden möglicherweise einige Tränen der Frustration vergießen, bis Sie und Ihr Baby den Dreh heraushaben. Aber wenn Sie es weiter versuchen, werden Sie es mit großer Wahrscheinlichkeit als lohnenswert empfinden und die intime Nähe zu Ihrem Baby genießen. Wenn Sie vorhaben zu stillen, sollten Sie sich rechtzeitig informieren. In einem Stillkurs erfahren Sie alles Wissenswerte. Nach der Geburt können Sie sich in einer Stillgruppe mit anderen Müttern austauschen. Beim ersten Kind haben Sie sicher viele Fragen – die Unterstützung durch erfahrenere Mütter ist von unschätzbarem Wert.

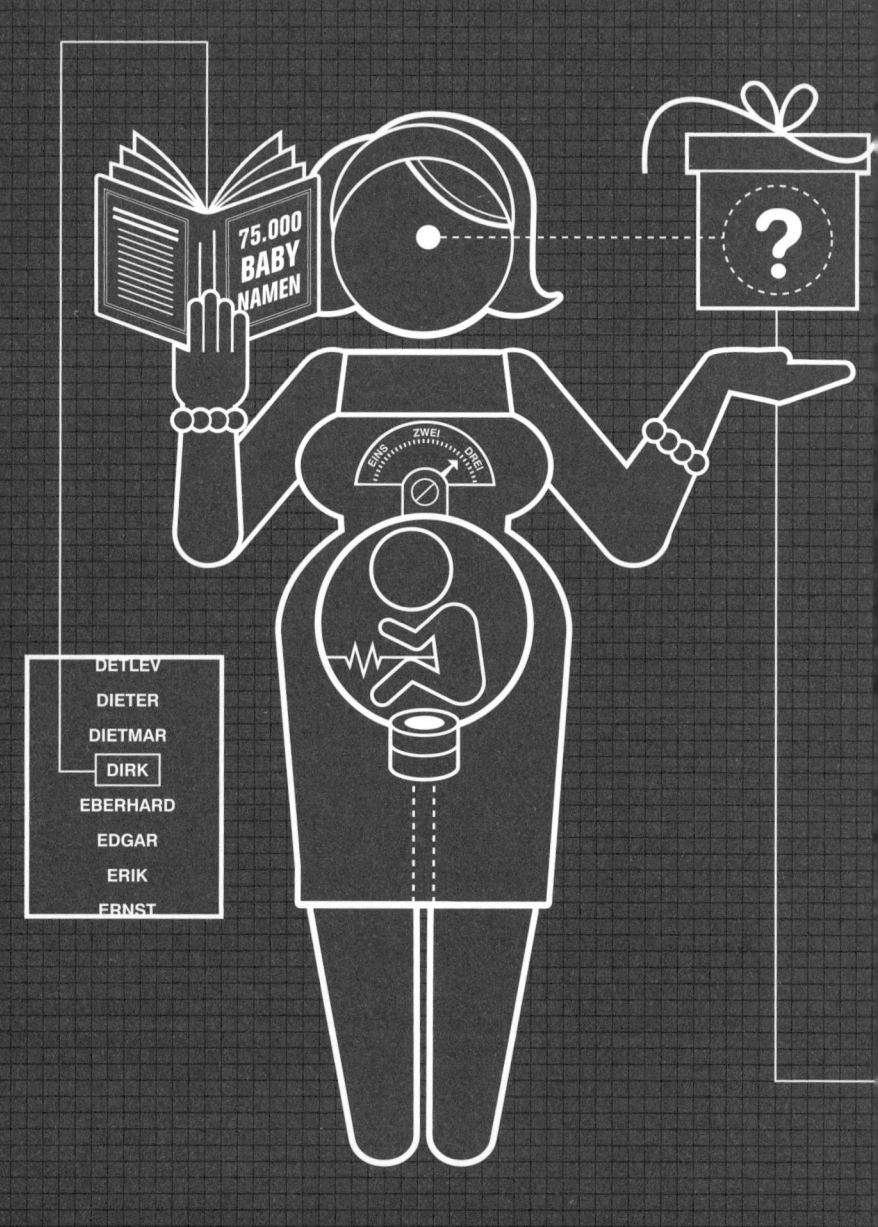

Kapitel 4

Drittes Trimester

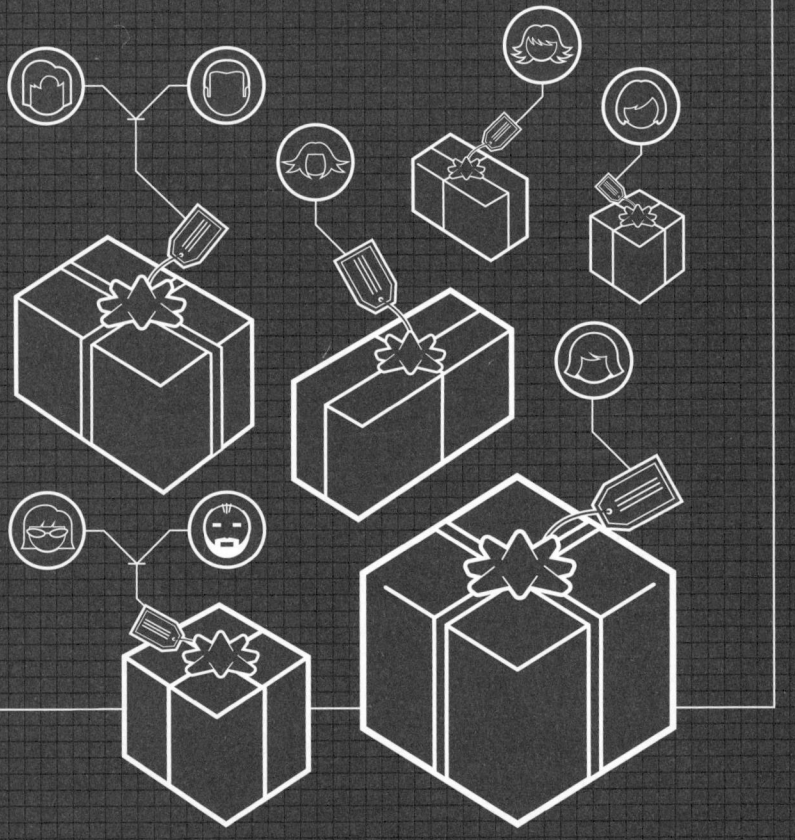

Im dritten Trimester häufen sich bei vielen Frauen leichte körperliche Beschwerden. Sie sind jetzt wirklich dick, leiden unter Dehnungsschmerzen, müssen ständig aufs Klo, schlafen schlecht usw. Aber Sie haben mittlerweile auch gelernt, sich auf all das einzustellen. Sie beklagen sich zwar (und manchmal auch ziemlich penetrant), aber im Grunde tragen Sie alles mit Fassung. Und Sie können es allmählich kaum noch erwarten, Ihr Baby im Arm zu halten und ihm in die Augen zu sehen: »Das bist du also!«

Diese Vorstellung ist so überwältigend, dass Sie ganz weiche Knie bekommen – auch weil Ihre Bänder sich hormonbedingt noch weiter gelockert haben. Das letzte Trimester ist von wachsender Spannung im Hinblick auf den großen Tag geprägt, der schnell näher rückt.

Wenn Ihr Baby da ist, müssen Sie mit heftigen Gefühlen rechnen. Diese sind nicht zuletzt auch wegen der hormonellen Umstellung unausweichlich – besonders wenn Sie Ihr Baby nah vor Ihrem Gesicht wiegen, jede Rundung und Pore seines engelsgleichen Antlitzes studieren, seine zarte Haut spüren und seinen milchigen Duft einsaugen. Diese Bindung ist überraschend stark. Wir Mütter haben das Glück, sie erleben zu dürfen. (Erinnern Sie sich später daran zurück, wenn Sie Ihr Kind um vier Uhr morgens stillen und vor Erschöpfung kaum noch die Augen offen halten können!)

Halten Sie sich bereit – er, sie (oder das Duo, Trio…) ist schon fast da.

Die Entwicklung des Babys: 27. bis 40. Woche

Alle Körpersysteme Ihres Babys sind nun vorhanden – sie reifen jetzt nur noch als Vorbereitung auf die Geburt. Das Baby entwickelt Fettschichten, die ihm helfen, nach der Geburt seine Temperatur zu regulieren. Ab der 37. Woche gilt ein Baby als voll ausgetragen, nach der 42. Woche als übertragen. Nach der 41. Woche muss geprüft werden, ob die Plazenta noch ordnungsgemäß funktioniert und dem Baby ausreichend Sauerstoff und Nährstoffe zuführt. Die meisten Ärzte empfehlen nach 42 Wochen eine Einleitung der Geburt, weil die Plazenta irgendwann ihre Arbeit einstellt – und es nicht wünschenswert ist, dass dies ganz plötzlich der Fall ist.

Arztbesuche im dritten Trimester

Im dritten Trimester häufen sich die Vorsorgeuntersuchungen: Sie finden ab der 32. Woche vierzehntägig (in manchen Fällen auch wöchentlich) statt. Bei diesen Terminen stellt der Arzt fest, ob für das dritte Trimester normale Beschwerden oder echte Komplikationen, wie bspw. Schwangerschaftsdiabetes und Bluthochdruck, vorliegen.

Je nach Bedarf gibt Ihnen der Arzt Ratschläge, spricht Ihnen Mut zu oder widerlegt Mythen im Zusammenhang mit der Entbindung. Außerdem prüft er Folgendes:

- Gewicht
- Blutdruck
- Urin
- Ödeme (Wassereinlagerung) an Knöcheln und Händen
- Herzschlag des Babys
- Fundusstand (Lage des oberen Gebärmutterpols) zur Beurteilung des fötalen Wachstums

Entwicklung des Babys, 27.–40. Woche

WOCHE

27 bis 33

- ✓ Entwickelt Geruchssinn
- ✓ Wiegt etwa 1,5 kg
- ✓ Kann Augen öffnen/schließen
- ✓ Setzt Babyspeck an
- ✓ Über 38 cm lang
- ✓ Verfolgt Licht mit den Augen

34 bis 36

- ✓ Wiegt etwa 2,25 kg
- ✓ Lunge ist gut entwickelt
- ✓ Körper wird durch Fett rundlicher
- ✓ Erhält zum Schutz vor Krankheiten Antikörper von der Mutter

37

➡ **GILT ALS VOLL AUSGETRAGEN**

38 bis 39

- ✓ Über 48 cm lang*
- ✓ Wiegt etwa 3 kg*

*HINWEIS: Größe und Gewicht von Babys können in diesem Stadium stark variieren.

40

➡ **ZUR GEBURT BEREIT**

Gilt als übertragen, wenn es am Ende der 42. Woche noch nicht geboren ist. Nach der 41. Woche muss die Funktion der Plazenta durch entsprechende Tests überprüft werden.

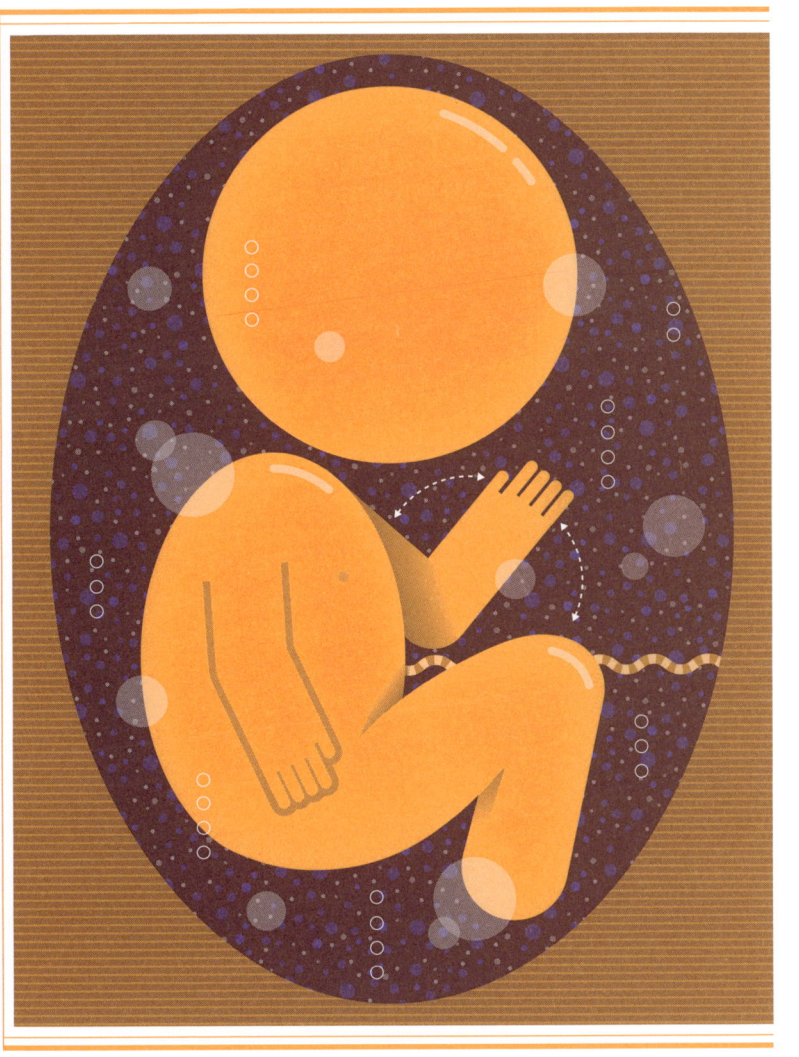

Weitere Untersuchungen

In den nächsten Wochen kommen weitere Untersuchungen hinzu, um etwas Abwechslung in die Sache zu bringen. Diese zusätzlichen Untersuchungen zeigen an, dass Sie sich auf der Zielgeraden befinden!

UNTERSUCHUNG DES GEBÄRMUTTERHALSES (ZERVIX) MIT INNEREM UND ÄUSSEREM MUTTERMUND. Ab der 35. Woche prüft der Arzt den Status des Gebärmutterhalses, um festzustellen, ob er sich auf die Geburt vorbereitet. Der Gebärmutterhals ist zu Beginn der Schwangerschaft ein fester Zylinder, verändert sich aber im dritten Trimester. Der Arzt achtet auf Folgendes:

■ Die Erweiterung des Kanals, der durch den Gebärmutterhals läuft.
■ Die Verkürzung des Gebärmutterhalses, der normalerweise vier Zentimeter lang ist und während der Wehen papierdünn wird.
■ Veränderung der Kindslage im Becken. Am Anfang sitzt das Baby hoch im Becken, aber durch Senk- und Stellwehen rutscht es nach unten. Im Normalfall stellt sich der Kopf im Becken ein.

Auch wenn der Arzt noch keine Erweiterung oder Verkürzung des Gebärmutterhalses feststellt, kann sich die Situation innerhalb der nächsten Wochen jeden Augenblick verändern. Diese Untersuchung hilft Ihnen, die Kontraktionen, die Sie spüren, mit dem Zustand des Gebärmutterhalses in Verbindung zu bringen.

KINDSBEWEGUNGEN. Ihr Arzt wird Sie nach den Bewegungen fragen, die Sie spüren. Die Kindsbewegungen sind ein guter Indikator für das Wohlbefinden des Babys – ein ausreichend mit Sauerstoff und Nährstoffen versorgtes Baby ist meist ziemlich aktiv. Eventuell fordert der Arzt Sie auch auf, die Bewegungen zu zählen.

Kindsbewegungen zählen

Wenn Ihr Arzt Sie auffordert, genau auf die Bewegungen des Kindes zu achten, können Sie bspw. zweimal täglich jeweils zehn Bewegungen zählen.

[1] Da Babys im Mutterleib Schlafrhythmen wie Neugeborene haben, empfiehlt es sich nach Mahlzeiten oder vor dem Schlafengehen zu zählen. Zu diesen Zeiten ist Ihr Baby wahrscheinlich wach.

[2] Legen Sie sich bequem hin und legen Sie die Hände auf Ihren Bauch.

[3] Beginnen Sie zu zählen. Beenden Sie die Zählung nach zehn Bewegungen, auch wenn das schon nach fünf Minuten der Fall ist. Die Bewegungen werden im dritten Trimester sanfter, da dem Baby weniger Platz zur Verfügung steht. Es schlägt keinen Salto mehr, aber Sie können immer noch Verlagerungen und Drehungen spüren.

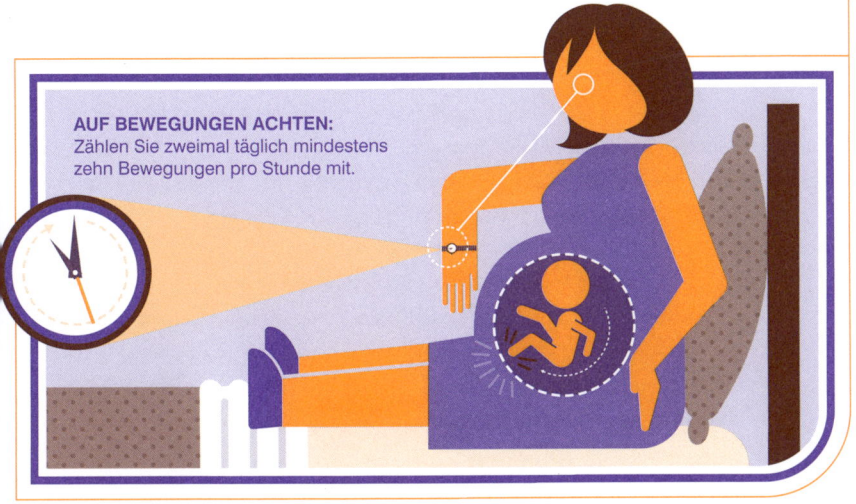

AUF BEWEGUNGEN ACHTEN:
Zählen Sie zweimal täglich mindestens zehn Bewegungen pro Stunde mit.

[**4**] Sprechen Sie mit Ihrem Arzt, wenn Sie weniger als zehn Bewegungen pro Stunde oder gar keine Bewegungen spüren.

Häufige Komplikationen

Bei manchen Frauen treten Komplikationen auf, während ihr Körper versucht, den wachsenden Anforderungen der voranschreitenden Schwangerschaft gerecht zu werden.

■ Bluthochdruck und Präeklampsie. Diese Störung betrifft die Nieren und führt zu einer eingeschränkten Blutzufuhr zum Fötus. Sie tritt meist nach der 20. Woche auf. Zu den Symptomen des Bluthochdrucks gehören Ödeme, plötzliche Gewichtszunahme und Eiweiß im Urin. Meist wird zur Senkung des Blutdrucks Ruhe verordnet.

■ Vorzeitige Wehen. Wehen gelten als vorzeitig, wenn sie vor der 37. Woche auftreten. Da jeder Tag zählt, an dem ein Baby seine Reifung im Mutterleib fortsetzen kann, wird der Arzt versuchen, vorzeitige Wehen zu stoppen. Die erste Maßnahme ist Bettruhe. Sogenannte Tokolytika fördern die Entspannung der Muskulatur und verlangsamen oder stoppen Wehen. Wenn Ihr Baby dennoch vor der 34. Woche geboren wird, verabreicht der Arzt ihm ein Steroid, um die Lungenreifung zu fördern.

■ Schwangerschaftsdiabetes. Hormone können die Wirkung von Insulin aufheben und so einen hohen Blutzuckerspiegel verursachen. Diese Störung kann in vielen Fällen mit einer Umstellung der Ernährung und mehr Bewegung behandelt werden. Sie klingt normalerweise nach der Entbindung ab. Wenn sie allerdings selbst durch eine veränderte Lebensweise nicht therapierbar ist, muss Insulin verabreicht werden. Wird der Diabetes nicht behandelt, besteht das Risiko, dass das Kind zu groß für eine normale Geburt wird oder eigene gesundheitliche Probleme davonträgt.

Tests im dritten Trimester

- B-Streptokokken-Screening (35. oder 36. Woche). Ihr Arzt kann Sie auf Streptokokken der Gruppe B testen. Kinderärzte haben festgestellt, dass ein hoher Prozentsatz der Neugeboreneninfektionen (Lungenentzündung, Hirnhautentzündung, Sepsis) durch diese Erreger verursacht wird. Bei etwa 25 Prozent aller Frauen sind diese Bakterien in der Scheide oder im Enddarm vorhanden. (Sie werden nicht sexuell übertragen.) Wenn der Test positiv ist, werden Sie mit Antibiotika behandelt. Hilft das nicht, erhalten Sie während der Geburt (über einen intravenösen Zugang) Antibiotika, um eine Infektion Ihres Babys während des Durchtritts durch den Geburtskanal zu verhindern. Bei einem Kaiserschnitt besteht keine Infektionsgefahr.

DOC-INFO: Auch wenn eine Infektion mit B-Streptokokken bei der Mutter nicht behandelt wird, ist die Wahrscheinlichkeit einer Ansteckung des Babys gering. Manchmal wird die Vorsorge auch etwas übertrieben.

- Non-Stress-Test oder Ruhe-CTG. Dieser Test kann aus verschiedenen Gründen durchgeführt werden, u.a. wegen gesundheitlichen Problemen der Mutter (z.B. Diabetes, Bluthochdruck, Asthma oder chronischen Erkrankungen wie Lupus) oder Störungen auf Seiten des Kindes (bspw. zu geringem Wachstum, Fruchtwasseranomalien oder zu seltenen Kindsbewegungen).

Die Herzfrequenz des Babys wird im Zusammenhang mit der Aktivität der Gebärmutter überwacht, um festzustellen, ob es reagiert. Der Test müsste eigentlich wegen der Besorgnis, die er bei werdenden Müttern auslöst, während deren Baby während der gesamten Untersuchung friedlich schläft, »Stress-Test« genannt werden. Wie Babys außerhalb des Mutterleibs haben auch Föten Schlafzyklen. Im Schlaf zeigen Föten nicht dieselbe Reaktionsbereitschaft wie im Wachzustand. Manchmal setzt der Arzt akustische Stimuli ein, um das Baby aufzuwecken. Keine Sorge: Wenn Ihr

Baby nicht reagiert, bedeutet das nicht, dass ein Problem vorliegt, sondern lediglich, dass weitere Tests erforderlich sind. Der Test läuft wie folgt ab:

[1] Sie liegen auf einer Untersuchungsliege. An Ihrem Bauch ist eine Elektrode befestigt.

[2] Die Elektrode ist mit dem Überwachungsgerät verbunden, das die Herzfrequenz des Babys ermittelt und einen Papierausdruck generiert, den der Arzt prüfen kann.

[3] Sie liegen 20 Minuten ruhig da und lauschen den beruhigenden Geräuschen des kindlichen Herzschlags. Nehmen Sie sich etwas zu lesen mit, um sich die Zeit zu vertreiben. Ablenkungen sind günstig, damit Sie bei dem Versuch, die Messwerte auf dem Ausdruck zu entziffern, nicht unbewusst Ihre eigene Herzfrequenz in die Höhe treiben.

[4] Manchmal wird ein akustisches Signal eingesetzt, um das Baby zu wecken, wenn es zu schlafen scheint.

[5] Sobald genügend Daten ermittelt wurden, ist der Test beendet.

[6] Der Arzt sucht innerhalb der 20 Minuten nach zwei Beschleunigungen der kindlichen Herzfrequenz, wobei jede Beschleunigung um 15 Schläge oberhalb der Grundfrequenz liegen und 15 Sekunden lang dauern sollte. Die beschleunigte Herzfrequenz ist ein Zeichen dafür, dass das Nervensystem des Babys intakt ist und seine Organe steuert.

[7] Wenn die erwarteten Beschleunigungen aufgetreten sind, ist alles in Ordnung. Blieben sie aus, bedeutet das nicht zwangsläufig, dass Grund zur

Besorgnis besteht. Vielleicht hat Ihr Baby geschlafen, sodass eine längere oder detailliertere Untersuchung (ein biophysikalisches Profil) erforderlich wird. Dabei handelt es sich um eine Ultraschalluntersuchung, bei der Muskelbewegungen und Atmung des Babys sowie der Fruchtwasserspiegel geprüft werden.

Achtung, Baustelle: Das Richtfest naht

Zu diesem Zeitpunkt erinnern Sie sich wahrscheinlich nicht einmal mehr daran, wie sich Ihr Körper vor der Schwangerschaft angefühlt hat. Das ist gleichbedeutend mit einer Linderung der Beschwerden – weil sie Ihnen jetzt normal erscheinen. Dennoch können sich einige Symptome verstärken: Sodbrennen, Erschöpfung, Verstopfung, Schwangerschaftsstreifen, Hämorrhoiden und Schnarchen nehmen an Intensität zu. Ihre wachsende Gebärmutter kämpft mit den anderen Organen um den verfügbaren Platz. Sie drückt auf Darm, Blase, Lunge, Magen, Venen und Nerven – was ungestörten Schlaf erschwert.

Manche Frauen behalten ihre gewohnten Aktivitäten bis zum Tag der Entbindung bei, während andere sich erheblich eingeschränkt fühlen. Machen Sie sich keine Gedanken, falls Sie im Lauf des Tages viele Ruhepausen brauchen. Es gibt keinen Preis für den anstrengendsten Tag vor der Entbindung. Vieles ist von der Position des Babys in Ihrem Bauch abhängig.

⊕ *DOC-INFO: In diesem Stadium fühlen sich Schwangere an einem Tag wunderbar, am nächsten total elend. Sie leiden vielleicht unter Ischiasschmerzen an der Oberschenkelrückseite – und am nächsten Tag unter Trit-*

ten in die Rippen. Das kann besonders für jüngere Frauen, die nicht an körperliche Einschränkungen gewöhnt sind, frustrierend sein. Aber es bereitet Sie auf das vor, was Elternschaft bedeutet: das eigene Leben nicht völlig unter Kontrolle zu haben. Eine schwierige Lektion!

Hier einige der weniger angenehmen Symptome, die im dritten Trimester auftreten können:

■ Wassereinlagerung (Ödeme), besonders in Füßen und Händen
■ Schmerzen aufgrund gedehnter Bänder
■ Gleichgewichtsverlust wegen des verlagerten Schwerpunkts
■ Auseinanderklaffen der Bauchmuskeln (Rektusdiastase): Ihre Bauchmuskeln weichen im Laufe der Schwangerschaft entlang der Mittellinie auseinander, um Platz für das Baby zu schaffen. Das spüren Sie zwar nicht, aber wenn Sie sich aufsetzen, bemerken Sie in der Bauchmitte eine Wölbung, die vorher nicht da war. (Ihre Muskeln sind etwa sechs Monate nach der Entbindung wieder in Form.)
■ Allgemeines Unbehagen: Sie sind oft schlechter Laune, und das ist kein Wunder – Sie schlafen nicht gut, selbst kleine Mahlzeiten verursachen Ihnen Sodbrennen, Ihre Atmung ist flach, der Rücken schmerzt, die Blasenkontrolle lässt nach, Sie haben verstärkten Ausfluss und leiden unter geschwollenen Handgelenken und Füßen.

Womit Sie Ihren Geist beschäftigen können, während Ihr Körper Überstunden macht

Es gibt einige Themen, mit denen Sie sich in diesen letzten Wochen vor der Geburt beschäftigen sollten. Manche Fragen müssen vor der Entbindung geklärt werden, andere längerfristig, wie bspw. die Wahl einer Kindertagesstätte, einer Tagesmutter, eines Kinderarztes usw.

Dem Kind einen Namen geben

Bei der Auswahl eines Namens für das Kind sind unter Umständen kulturelle, regionale, familiäre und religiöse Gründe zu berücksichtigen. Außerdem gibt es persönliche, irrationale und sehr subjektive Motive für die Namenswahl. Wovon Sie sich auch leiten lassen – eine Sache sollten Sie auf jeden Fall beherzigen: Geben Sie den vorgesehenen Namen nicht vor der Geburt Ihres Kindes bekannt.

Falls Sie es doch tun, werden viele wohlmeinende Seelen anfangen, Ihre Wahl zu kommentieren. Es ist zwar sehr unwahrscheinlich, dass diese Kommentare Ihre Entscheidung beeinflussen werden. Doch am einfachsten ist es, den Menschen in Ihrer Umgebung mitzuteilen, dass Sie den Namen entweder für sich behalten wollen oder sich noch nicht sicher sind.

Hier einige Aspekte, die Sie bei der Namensgebung berücksichtigen sollten:

■ Spitznamen. Wenn Sie Ihrem Sohn den Namen Wolfgang geben, müssen Sie damit rechnen, dass er später Wolle, Wolli oder Wolfi genannt wird. Das

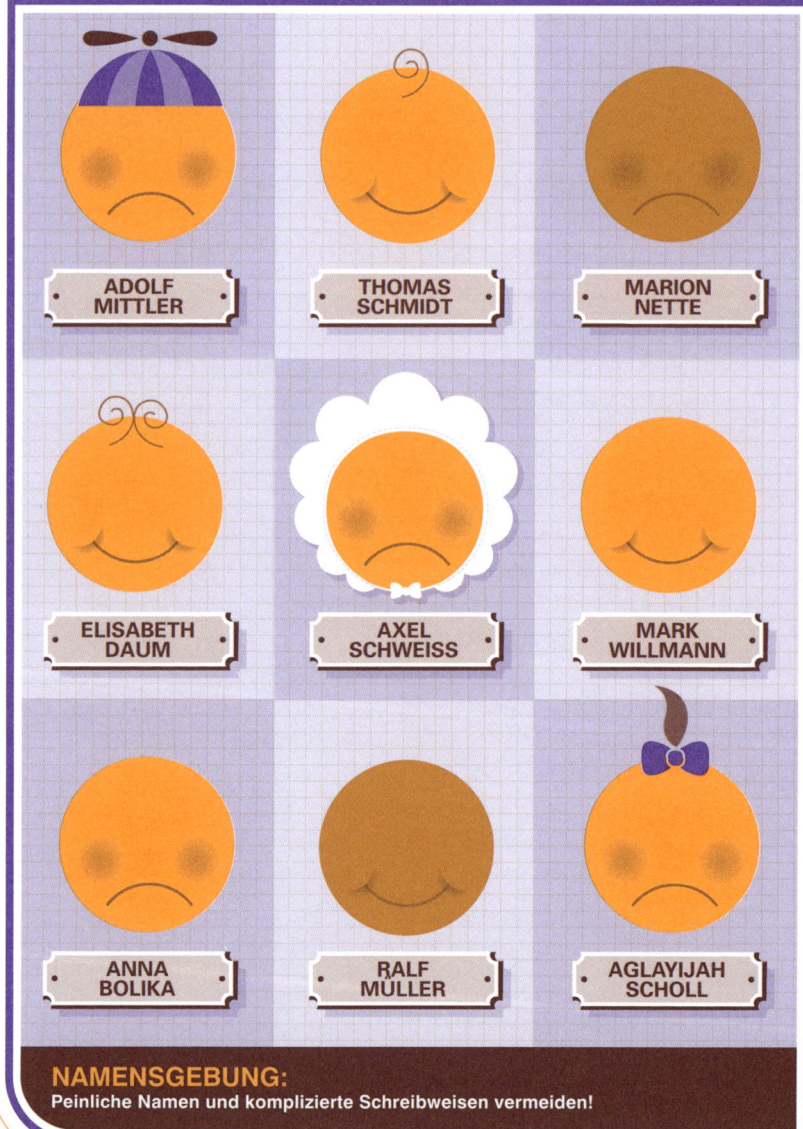

ADOLF MITTLER

THOMAS SCHMIDT

MARION NETTE

ELISABETH DAUM

AXEL SCHWEISS

MARK WILLMANN

ANNA BOLIKA

RALF MÜLLER

AGLAYIJAH SCHOLL

NAMENSGEBUNG:
Peinliche Namen und komplizierte Schreibweisen vermeiden!

entzieht sich Ihrem Einfluss. Dasselbe gilt für Elisabeth: Seien Sie darauf gefasst, dass daraus Elli, Lissi oder Betty wird.

■ Initialen. Achten Sie auf die Anfangsbuchstaben. Klaus Acke (K. Acke) wird sich wahrscheinlich später einmal wünschen, seine Eltern hätten ihn Bernd genannt.

■ Geben Sie Ihr Kind nicht der Lächerlichkeit preis. Überlegen Sie, ob der Vorname zum Nachnamen passt. Nennen Sie Ihr Kind nicht Marion, wenn Sie mit Nachnamen «Nette» heißen. Ihr Kind muss seinen Namen sein ganzes Leben lang tragen, nicht nur solange es ein süßes Baby ist. Stellen Sie sich die Frage, ob Sie den Namen auch dann noch gut finden werden, wenn die Betäubung nachlässt.

■ Wählen Sie eine gebräuchliche Schreibweise. Es ist nicht fair, Ihr Kind mit einer schwierigen oder ungewöhnlichen Schreibweise eines einfachen Namens zu belasten. Es wird später noch ausreichend Gelegenheit bekommen, seine Einzigartigkeit unter Beweis zu stellen.

■ Überlegen Sie es sich genau, ob Sie Ihrem Kind einen Namen geben wollen, der mit einem Despoten oder Schwerverbrecher in Verbindung gebracht wird – oder mit einem Menschen, den Sie und Ihr Partner unsympathisch finden.

Auswahl eines Kinderarztes

Einen Kinderarzt zu finden, den Sie sympathisch finden und dem Sie vertrauen, ist wichtig. Wie schon bei der Auswahl eines Frauenarztes oder einer Hebamme müssen Sie ein wenig recherchieren. Es empfiehlt sich, das zu tun, bevor das Baby auf die Welt kommt. Nehmen Sie diese Aufgabe ernst. Der Arzt wird Sie durch das unbekannte Territorium der Elternschaft geleiten und eines Tages vielleicht ein wichtiger Ansprechpartner Ihres Kindes sein.

■ Erkundigen Sie sich in Ihrem Bekanntenkreis. Fragen Sie nach, was die Betroffenen an einem bestimmten Arzt besonders schätzen.

■ Vereinbaren Sie einen Termin. Dieser erste Kontakt kann Aufschluss darüber geben, wie schnell der Arzt im Bedarfsfall erreichbar ist.

■ Treffen Sie frühzeitig ein und beobachten Sie die Eltern im Wartezimmer. Wirken Sie zufrieden oder genervt? Wirkt die Praxis gut organisiert? Machen die Arzthelferinnen einen zufriedenen Eindruck oder beklagen sie sich? Ist alles sauber? Gibt es ein separates Wartezimmer für Kinder mit ansteckenden Erkrankungen? Fragen Sie wartende Eltern nach ihren Erfahrungen.

■ Führen Sie ein Gespräch mit dem Arzt. Folgende Fragen könnten Sie stellen:

• Wie schnell kann ich einen Termin bekommen, wenn mein Kind krank ist?

• Wie schnell rufen Sie zurück?

• Sind Sie außerhalb der offiziellen Sprechzeiten abends und auch an den Wochenenden zu erreichen?

• Machen Sie Hausbesuche?

• Wie ist Ihre Haltung zum Thema Impfen? (Unabhängig davon, welche Meinung Sie selbst vertreten, wird dieses kontroverse Thema den Arzt dazu anregen, sich ausführlich zu äußern.)

• Welche Verzögerungen in Bezug auf die normalen Entwicklungsschritte halten Sie für tolerierbar? (Durch diese Frage erfahren Sie, wie früh der Arzt eingreift, wenn Kinder bestimmte Entwicklungsschritte nicht innerhalb des vorgesehenen Zeitraums vollziehen.)

⚠ *DOC-INFO: Ihre Entscheidung ist nicht unwiderruflich. Sie können den Kinderarzt jederzeit wechseln. Ärzte haben Verständnis dafür, dass Eltern jemanden vorziehen, der besser zu ihnen passt.*

Brauchen Sie zusätzliche Helfer?

Nachdem Sie einen Kinderarzt ausgewählt haben, sollten Sie sich überlegen, ob Sie die Unterstützung weiterer Fachkräfte benötigen. Vielleicht fällt es Ihnen schwer, es sich einzugestehen, aber möglicherweise ist Ihr ehemals so einfaches Leben bald nur noch mit professioneller Hilfe organisierbar. Sind Sie an einer natürlichen Geburt (in der Klinik) interessiert? Dann könnten Sie eine Doula hinzuziehen. Brauchen Sie Hilfe nach der Heimkehr aus dem Krankenhaus? Suchen Sie eine Nachsorgehebamme (sie kommt bis zum zehnten Lebenstag des Babys täglich vorbei, bei Bedarf auch länger). Wollen Sie nach einigen Monaten wieder arbeiten gehen? Kümmern Sie sich um eine Betreuungseinrichtung oder Tagesmutter. (Und wenn Sie schon dabei sind, vielleicht auch noch um eine Putzfrau.) Jede Suche erfordert einen mehrgleisigen Ansatz: Holen Sie sich Empfehlungen, führen Sie Gespräche und prüfen Sie Referenzen.

Entbindung mit einer Doula?

Doulas sind geburtserfahrene Frauen, die Schwangere während und nach der Geburt begleiten. Sie übernehmen allerdings keine medizinischen Aufgaben. In Deutschland sind Doulas noch nicht so weit verbreitet.

■ Erkundigen Sie sich bei Interesse rechzeitig, ob in Ihrer Region eine Doula ihre Dienste anbietet.

■ Nehmen Sie Kontakt zu Frauen auf, die von der Doula betreut wurden. Wie hat sie mit Ärzten und Hebammen zusammengearbeitet? Wurde der Partner mit einbezogen? Hat sie auf die wechselnden Stimmungen der Schwangeren sensibel reagiert? Konnte sie sie motivieren?

■ Führen Sie ein persönliches Gespräch zum Kennenlernen. Es ist wichtig, dass Sie beide dieselbe Wellenlänge haben. Fragen Sie die Doula nach ihrer Ausbildung sowie danach, wie viele andere Klientinnen mit einem

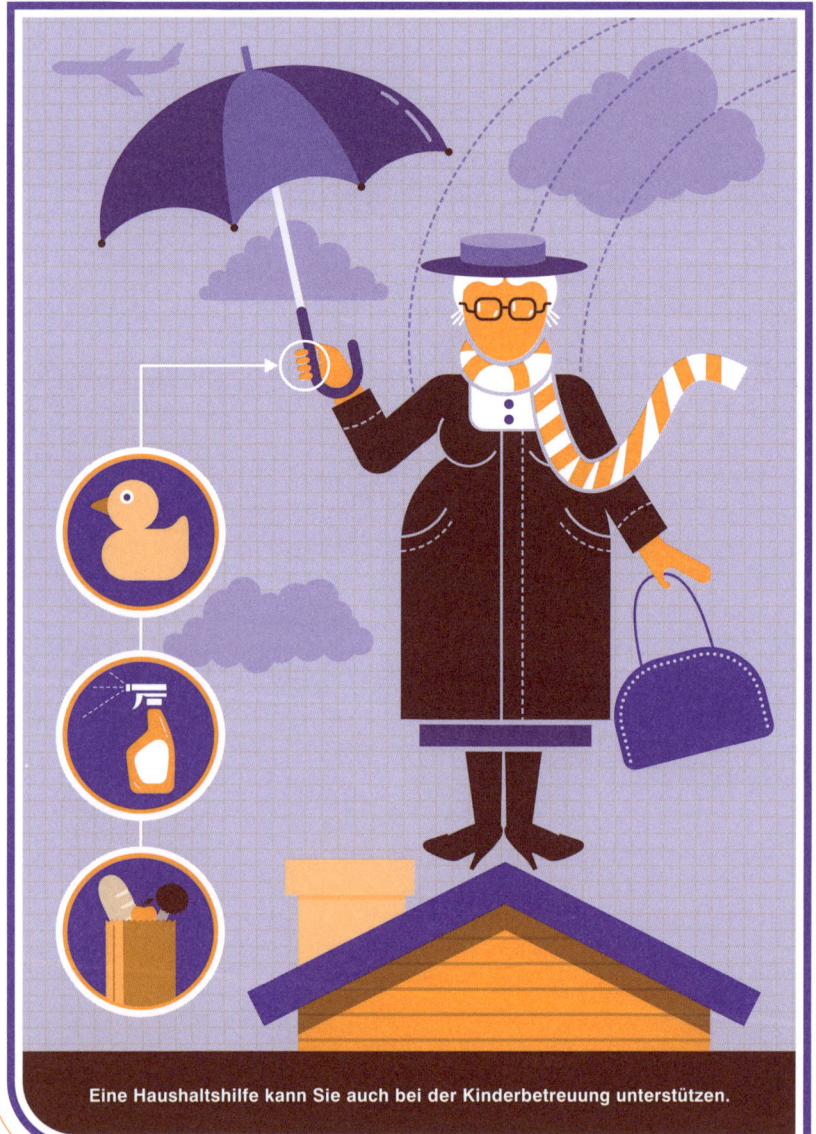

Eine Haushaltshilfe kann Sie auch bei der Kinderbetreuung unterstützen.

ähnlichen Geburtstermin sie hat und wie ihr »Notfallplan« aussieht, falls zwei Frauen gleichzeitig entbinden.

Ganztagesbetreuung für Babys und Kleinkinder

Erkundigen Sie sich bei Freunden und Nachbarn nach Betreuungseinrichtungen. Außerdem können Sie Folgendes tun:

■ Besuchen Sie alle in Frage kommenden Einrichtungen.

■ Vereinbaren Sie einen Besichtigungstermin. (Auch ein unangekündigter Besuch kann aufschlussreich sein.)

■ Erkundigen Sie sich nach Eltern, die bereit sind, über die Einrichtung zu sprechen.

■ Informieren Sie sich über Regeln und Abläufe, den Betreuungsschlüssel, das pädagogische Programm, die Ausbildung der Mitarbeiter, die Richtlinien bezüglich kranker Kinder und die Strategien zur Beilegung von Konflikten zwischen den Kindern. Die Einrichtungen sollten sicher, sauber, gut organisiert, einladend und kindgerecht ausgestattet sein.

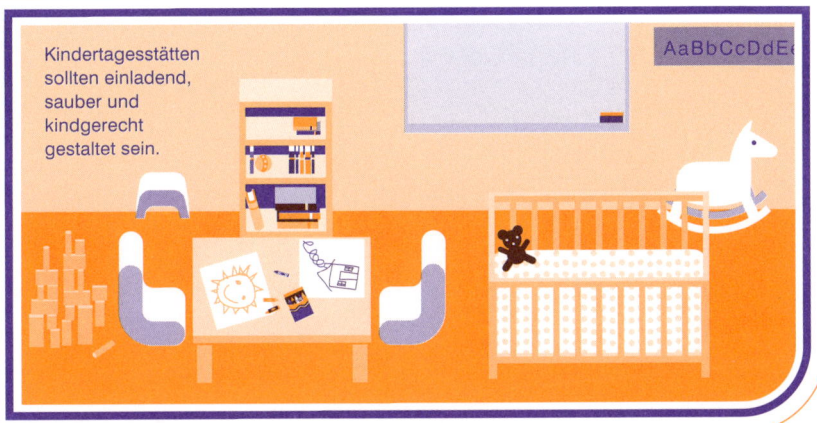

Kindertagesstätten sollten einladend, sauber und kindgerecht gestaltet sein.

Achtung, Vorwehen!

Im der Aufwärmphase vor der Geburt durchläuft Ihr Körper Veränderungen, die auf das bevorstehende Ereignis hindeuten. Sie nehmen diese Zeichen in den Wochen vor der Entbindung in unterschiedlichen Schweregraden oder gar nicht wahr.

Vorwehen: Diese Kontraktionen der Gebärmuttermuskeln finden schon in der Frühschwangerschaft statt, sind aber erst in einem recht fortgeschrittenen Stadium wahrnehmbar. Sie spüren ein Zusammenziehen oder Anspannen der gesamten Gebärmutter. Diese Kontraktionen sind kurz und schmerzfrei. Manchmal treten mehrere hintereinander auf, aber im Gegensatz zu richtigen Wehen hören sie von allein wieder auf. Kurz vor der Entbindung tragen Vorwehen zur Reifung des Muttermunds bei.

DOC-INFO: Es ist schwierig, zwischen Vorwehen und echten Wehen zu unterscheiden. Im dritten Trimester treten häufiger Vorwehen auf. Wenn Sie Kontraktionen spüren, suchen Sie sich einen kühlen Platz und ruhen Sie sich aus. Wenn die Kontraktionen seltener und schwächer werden, handelt es sich normalerweise um Vorwehen. Werden sie dagegen häufiger und stärker (spätestens, wenn sie alle fünf Minuten auftreten), sollten Sie Ihre Hebamme verständigen. Generell gilt, dass leichte »Krämpfe« nicht ausreichen, um ein Baby zur Welt zu bringen. Die Intensität echter Wehen wird oft so beschrieben, dass dabei weder Gehen noch eine Unterhaltung möglich ist.

Erweiterung und Verstreichen: Stellen Sie sich Ihren Muttermund wie einen Ring vor. Dieser anfangs noch fest geschlossene Reifen beginnt sich als Vorbereitung auf die Geburt zu öffnen und flacher zu werden (das nennt man Verstreichen). Das kann im Laufe von Wochen, eines Tages oder einiger Stunden geschehen. Es gibt dafür keine Norm.

»**Einstellen**«: Das Baby rutscht nach unten in das Becken der Mutter und nimmt eine fixe Position ein. Dazu tragen oft sogenannte Senk- und Stellwehen bei. Es ist, als ob das Baby in die Startposition ginge. Der Zeitpunkt dieser Verschiebung ist sehr variabel. Bei manchen Frauen findet sie erst unter den echten Wehen statt. Das Einstellen des Babys im Becken hat sowohl angenehme als auch unangenehme Nebenwirkungen. Einerseits können Sie leichter atmen und essen, aber der Druck auf Blase und Beckenbänder nimmt zu, sodass Sie noch häufiger zur Toilette müssen. Manche Frauen haben das Gefühl, dass das Baby aus ihnen »herausfallen« könnte. Ihr Arzt kann durch eine vaginale Untersuchung feststellen, wie tief das Baby in Ihr Becken gerutscht ist.

Nestbau: Nicht nur für Vögel

Schwangere Frauen verspüren vor der Geburt oft den starken Drang, ihr Zuhause sturmsicher und gemütlich zu machen. Bei manchen setzt dieses Bedürfnis schon recht früh ein. Die aufwallende »Nestbauenergie« steht in deutlichem Kontrast zum Erschöpfungszustand des letzten Trimesters und treibt die werdende Mutter an, Sauberkeit und Ordnung in ihrem heimischen Umfeld zu verbreiten. Ein weiteres Merkmal dieses Zustandes ist das Gefühl der Dringlichkeit, mit dem die Aufgaben erledigt werden müssen, und die Forderung an Familienmitglieder, diese Wünsche umgehend zu erfüllen. Im Allgemeinen kommt der Nestbautrieb in folgenden Aktivitäten zum Ausdruck:

- Streichen, Putzen und Einrichten des Kinderzimmers
- Entrümpeln
- Ordnen ähnlicher Gegenstände (Lebensmittel in der Speisekammer, Werkzeuge in der Garage, Fotos im Wohnzimmerschrank)
- Allgemeine Reinigung der Wohnung oder Abschluss größerer Renovierungsarbeiten

- Beschaffen und Einräumen von Babykleidung
- Vorkochen und Einfrieren von Mahlzeiten
- Packen der Krankenhaustasche

Wichtiger Hinweis: Manche Schwangeren verspüren keinerlei Nestbautrieb bzw. sind zu träge, um tätig zu werden.

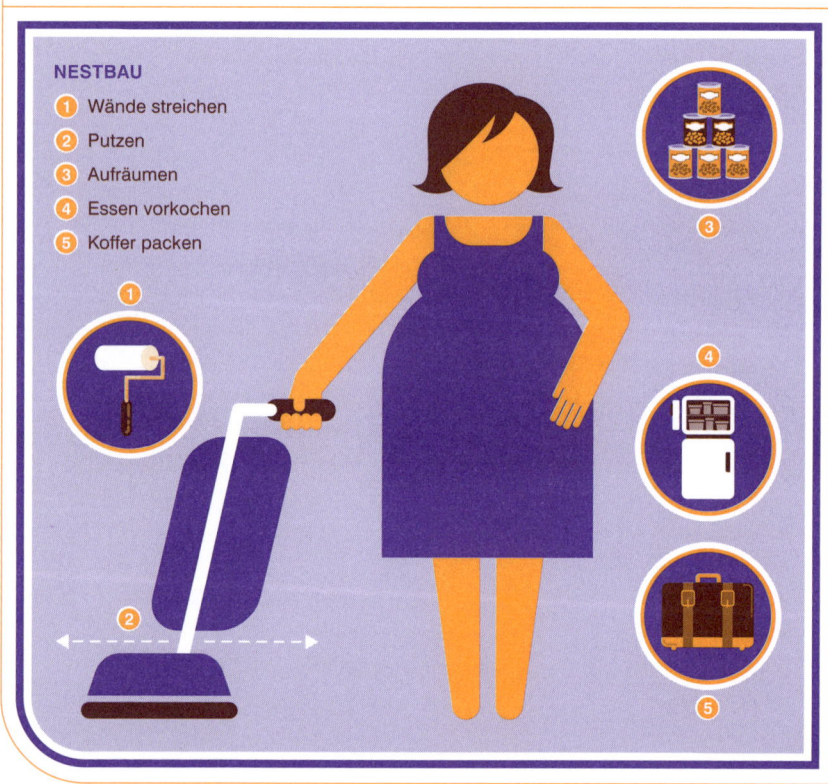

NESTBAU
1. Wände streichen
2. Putzen
3. Aufräumen
4. Essen vorkochen
5. Koffer packen

Maßnahmen gegen Wehenangst

Viele Frauen haben Angst vor der Entbindung. Je näher der errechnete Geburtstermin rückt, desto mehr Gedanken machen sie sich darüber, ob alles gut gehen wird.

Hier einige Methoden zur Linderung von Ängsten:

[1] **Informieren Sie sich.** Bitten Sie Ihren Arzt, die Hebamme oder eine erfahrene Mutter, den gesamten Vorgang mit Ihnen durchzugehen. Eine Geburt ist ein natürliches Geschehen, an dessen Ende Sie Ihr Baby im Arm halten. Die Schmerzen sind ein Nebenprodukt. Angst bringt nur neue Angst hervor. Durchbrechen Sie den Teufelskreis, indem Sie sich das nötige Wissen aneignen.

[2] **Stellen Sie ein kompetentes Betreuerteam zusammen.** Wenn Sie die Sache in die Hand nehmen, können Sie Ihre Energie auf die richtigen Aufgaben konzentrieren. Wählen Sie Geburtsbegleiter aus, denen Sie vertrauen (Ihr Partner, Ihre Schwester, Mutter oder eine enge Freundin). Von diesen Helfern bekommen Sie Unterstützung, Ablenkung und was immer Sie sonst noch brauchen. Wenn Sie in der Klinik oder im Geburtshaus entbinden: Erkundigen Sie sich, wie viele Personen anwesend sein dürfen.

[3] **Erstellen Sie einen Geburtsplan – einen Wunschzettel für die Geburt.** Die erwünschten Rahmenbedingungen festzuhalten gibt Ihnen Sicherheit. Ihre Geburtsbegleiter können anhand dieses Dokuments alles Nötige mit dem Fachpersonal besprechen. Es kann beispielsweise Wünsche in Bezug auf Schmerzlinderung oder Geburtspositionen enthalten. Vielleicht werfen Sie am Ende alles über den Haufen, aber es schadet nichts, sich vorher Gedanken darüber zu machen.

⊕ **DOC-INFO:** *Sie können natürlich unbegrenzt viele Geburtspläne erstellen. Doch die Geburt ist ein dynamischer Prozess, der sich über Tage hinziehen kann. Viele Variablen können sich von einem Augenblick zum nächsten ändern. Am wichtigsten ist die Frage, wie das Baby den Geburtsvorgang verkraftet. Bleiben Sie daher flexibel. Wenn alles normal voranschreitet, sind wahrscheinlich gar keine Eingriffe erforderlich. Aber auch bei gesunden, gut vorbereiteten Schwangeren können Umstände eintreten, die medizinische Eingriffe (vielleicht sogar einen Kaiserschnitt) erforderlich machen. Letztlich kommt es aber nur darauf an, dass Mutter und Kind wohlauf sind. Der Rest ist Nebensache.*

[**4**] **Visualisieren Sie den Vorgang.** Gehen Sie ihn von Anfang bis Ende (vom Verlassen der Wohnung bis zur Heimkehr mit einem wunderbaren Baby) durch. Drehen Sie im Geist einen Film über eine ruhige, entspannte Geburt, den Sie immer wieder abspielen können, wenn Sie Ängste verspüren. Fügen Sie ein Ereignis ein, das Sie zwingt von Ihrem Geburtsplan abzuweichen, und stellen Sie sich vor, wie Sie sich auf die Veränderung einlassen und schließlich ein gesundes Baby im Arm halten.

[**5**] **Befassen Sie sich mit alternativen Therapien.** Akupunktur kann zur Behandlung unterschiedlichster Beschwerden (von Morgenübelkeit bis hin zum Wehenschmerz) eingesetzt werden. Die Akupunkturnadeln werden an strategischen Punkten am Körper platziert und sollen die Ausschüttung von Endorphinen anregen, die die Beschwerden lindern. Auch Selbsthypnose ist eine nützliche Technik zur Bekämpfung von Ängsten. Sie wirkt auf Ängste, wenn der Körper in einem sehr empfänglichen Zustand ist. Mit autosuggestiven Sätzen, wie »Ich werde eine ganz normale Geburt erleben«, können Sie Ihren Ängsten entgegentreten. Üben Sie die Technik bereits im Voraus ein.

⚠️ **NUR FÜR VÄTER:** *Männer machen fast dieselben Ängste durch wie ihre Partnerinnen (natürlich ohne die körperlichen Beschwerden). Die Entbindung wird wahrscheinlich die schwierigste Erfahrung Ihrer Partnerin sein, die Sie begleiten müssen. Bereiten Sie sich durch entsprechende Lektüre vor und sehen Sie sich statt der Sportschau mal einen Film über eine Geburt an.*

Checkliste: Letzte Vorbereitungen

In diesem Trimester müssen Sie darauf eingerichtet sein, schnell aufzubrechen. Treffen Sie alle Vorkehrungen, damit Sie sich im letzten Monat keine Sorgen mehr machen müssen.

☑ Ihre Tasche sollte spätestens in der 37. Woche fertig gepackt bereit stehen. Packen Sie Socken und Hausschuhe, einen Bademantel, Still-BHs, Kleidung für den Heimweg für Sie selbst (möglicherweise ist noch Umstandskleidung erforderlich) und das Baby, eine Babydecke, Schnuller (für alle Fälle), Hygieneartikel, Lesestoff und eine Telefonliste zur Verbreitung der frohen Botschaft ein.

Im Krankenhaus erhalten Sie eine Art Einweg-Netzunterhose, in die Sie große Binden einlegen, um die starke Blutung nach der Geburt aufzufangen. Lassen Sie im Koffer etwas Platz für das erste Stofftier Ihres Babys – verzichten Sie dafür auf Ihre sexy Nachtwäsche und Slips.

☑ Packen Sie eventuell weiteres nützliches Zubehör in eine Extratasche: MP3-Player, Kissen, Therapiebälle (Handtrainer), Bürsten, Massagelotionen und -geräte, Aromatherapieartikel, Fotos von Haustieren oder andere Bilder, die eine beruhigende Wirkung auf Sie haben, Snacks, Kleingeld sowie Fotoapparat oder Videokamera.

☑ Kaufen und installieren Sie einen für Neugeborene geeigneten (gegen die Fahrtrichtung zu montierenden) Kindersitz für das Auto.

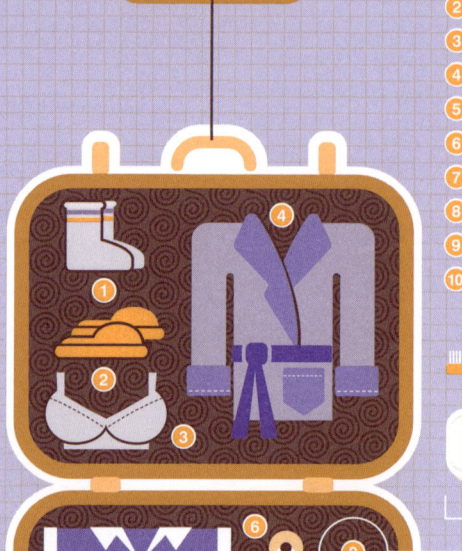

PACKLISTE

1. Socken
2. Hausschuhe
3. Still-BH
4. Bademantel
5. Kleidung für den Heimweg
6. Schnuller (für alle Fälle)
7. Babydecke
8. Hygieneartikel
9. Lesestoff
10. Telefonliste für Anrufe nach der Entbindung

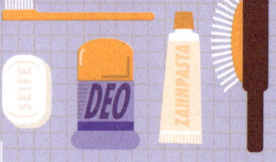

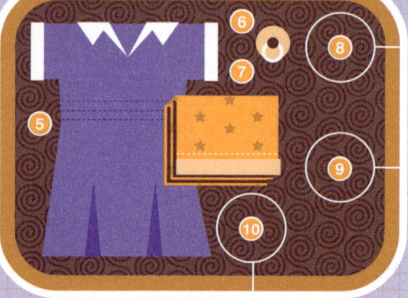

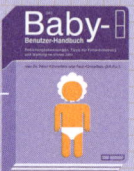

Baby-
Benutzer-Handbuch

Mama Handy
0176-12345678
Onkel Willi Handy
0151-12345678
Herr Brenner
0223-123456
Cousin Christian
0721-123456

PACKEN FÜR DEN TAG X!

☑ Wählen Sie Geburtsbegleiter aus. Erkundigen Sie sich, wie viele Begleitpersonen zulässig sind. Wenn Sie mehr Personen als vorgesehen dabei haben wollen, können diese sich möglicherweise abwechseln.

☑ Überlegen Sie sich, wann Sie wie viel Besuch empfangen wollen. Soll Ihre gesamte Familie vor dem Kreißsaal warten? Oder soll sie erst kommen, wenn das Baby da ist? Sollen Sie nur einige Angehörige besuchen? Manche ziehen es vielleicht vor, Sie erst dann zu besuchen, wenn Sie sich etwas ausgeruht haben. Machen Sie klare Angaben. Die Entscheidung liegt ganz bei Ihnen. Wenn jemand gekränkt ist, schieben Sie die Schuld auf die »Schwangerschaftshormone«.

☑ Legen Sie eine Telefonkette fest. Beauftragen Sie eines Ihrer Geschwister, die restliche Familie zu verständigen, und eine Freundin, die Nachricht im Bekanntenkreis zu verbreiten. Falls Sie das selbst übernehmen wollen, dürfen Sie die Telefonliste nicht vergessen.

☑ Vergessen Sie den Geburtsplan nicht (siehe Seite 129). Diesem Dokument kann das Fachpersonal in der Klinik oder im Geburtshaus Ihre Wünsche in Bezug auf den Geburtsvorgang entnehmen und sich so besser auf Sie einstellen.

Eine Baby-Party?

In manchen Ländern gibt es die Tradition der »Baby-Party« – eines Fests, das im letzten Trimester der Schwangerschaft stattfindet und den Zweck erfüllt, die bevorstehende Geburt zu feiern, der werdenden Mutter Unterstützung zuzusichern und sie mit Babyausstattung zu beschenken. Die Fete wird meist von einer Freundin organisiert und kann jede beliebige Form annehmen – vom braven Kaffeekränzchen bis hin zur wilden (alkoholfreien) Margarita-Party. Hier einige nützliche Tipps:

■ Es ist keine schlechte Idee, den Einladungen eine Wunschliste beizulegen, um doppelte oder unnötige Geschenke zu vermeiden.

■ Natürlich können an der Party auch Männer teilnehmen, aber die meisten männlichen Wesen ziehen es wahrscheinlich vor, nicht anwesend zu sein, wenn eine Schar Frauen angesichts süßer Babykleidung in Entzücken ausbricht.

■ Falls es Ihnen unangenehm ist, nur einseitig beschenkt zu werden, können Sie kleine Geschenke für die anderen Gäste (eventuell auch als Gewinne bei Partyspielen) vorsehen.

■ Legen Sie ein Gästebuch aus, in das die Eingeladenen gute Wünsche, Ratschläge oder Erinnerungen eintragen können.

PLANUNG EINER BABY-PARTY

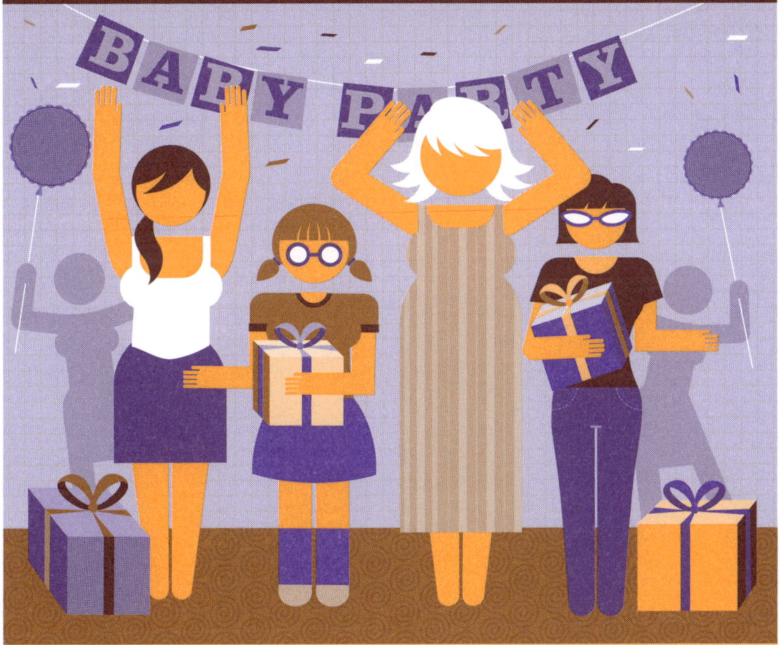

TIPPS FÜR EINE BABY-PARTY

1. Partytermin: etwa ein Monat vor dem errechneten Geburtstermin
2. Einladungen Geschenkliste beifügen
3. An Speisen und Getränke denken
4. Aufmerksamkeiten für die Gäste vorbereiten
5. Das Ganze relativ kurz halten
6. Gästebuch bereitlegen – es kann zu einem wertvollen Erinnerungsstück werden

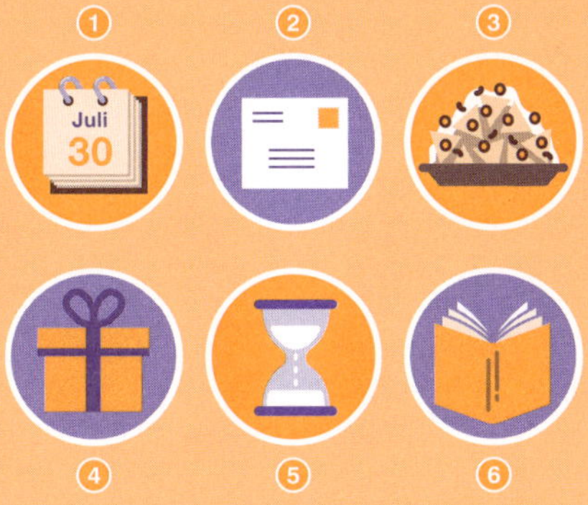

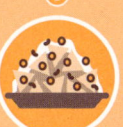

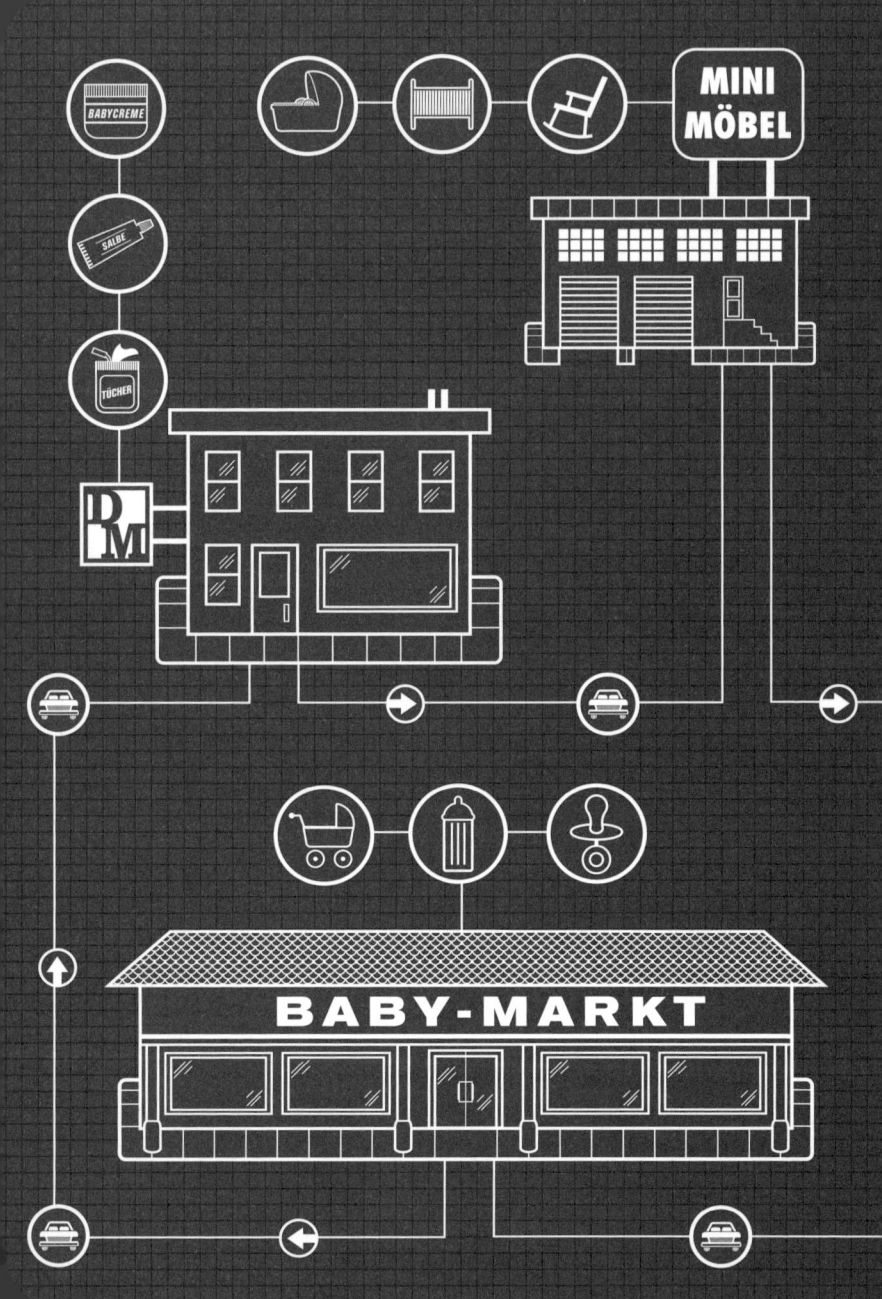

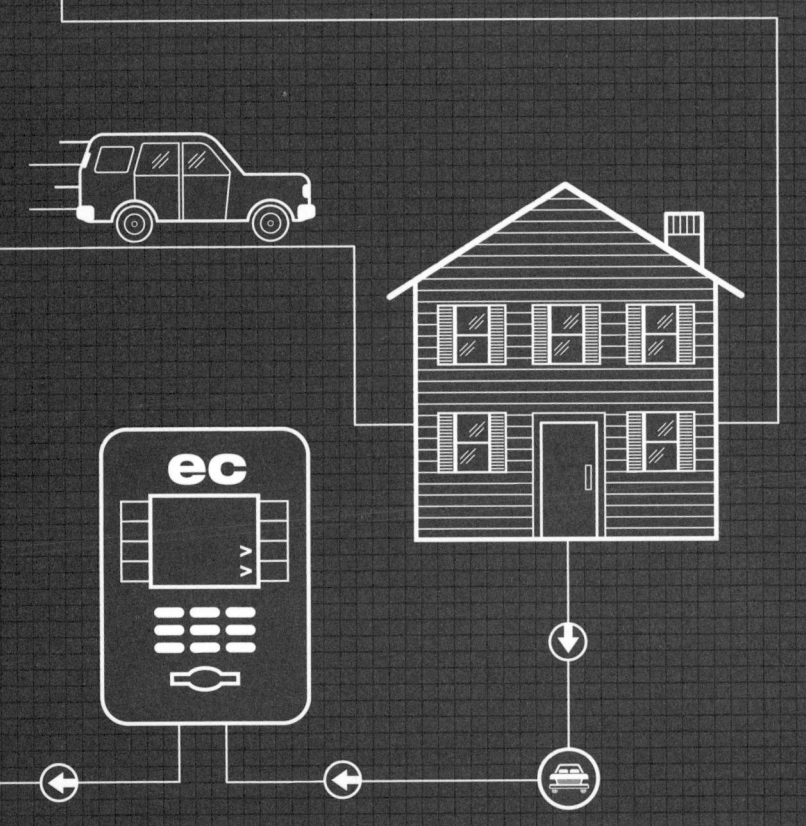

[Kapitel 5]

Kinderzimmer und Babyausstattung

Falls Sie der Meinung sind, dass das Kinderzimmer vor der Geburt des Babys komplett ausgestattet sein muss, nehmen Sie einen Rat von uns an: Das ist unnötig. Sobald das Baby da ist, werden Sie feststellen, dass manche Dinge in großer Zahl erforderlich sind (beispielsweise Lätzchen, wenn das Baby viel spuckt), andere dagegen überhaupt nicht (z. B. Söckchen, wenn es vor allem einteilige Strampelanzüge trägt).

Sie können das Ausstatten und Dekorieren des Kinderzimmers so einfach oder komplex gestalten wie Sie wollen. Tatsache ist, dass das Baby – jedenfalls am Anfang – sehr bescheidene Bedürfnisse hat. Natürlich werden Sie im Lauf der Jahre für Dinge wie Spielsachen, Kleidung und Ausbildung Ihres Kindes tief in die Tasche greifen müssen, aber bei der Kleidung für Neugeborene (aus der es ohnehin innerhalb weniger Wochen herauswächst) dürfen Sie ruhig sparen. Noch einige Tipps:

■ Falls eine Baby-Party stattfindet, können Sie Vieles auf die Wunschliste setzen. Großeltern und andere nahe Angehörige bieten bestimmt an, größere Posten wie den Kinderwagen zu übernehmen, während Freunde sich freuen, etwas Kleineres aus der Liste auswählen zu können.

■ Leihen Sie sich Sachen von Geschwistern, Freunden und Nachbarn. Viele Menschen sind froh, wenig gebrauchte Babyartikel, die nur Platz im Schrank belegen, loszuwerden. Ein zusätzlicher Vorteil: Die Auswahl wurde bereits getroffen und Sie brauchen sich nicht den Kopf über Marken, Modelle, Farben usw. zu zerbrechen.

■ Stöbern Sie in Secondhandläden nach preiswerter Kleidung. Da Babys nach einem oder zwei Monaten aus allem herauswachsen, sind die meisten Secondhandartikel nur sehr wenig getragen.

Die Grundausstattung

Folgende Dinge brauchen Sie, wenn Sie das Krankenhaus verlassen:

- Babykleidung für den Heimweg, einschließlich Mütze und Decke
- Gegen die Fahrtrichtung montierbarer Autositz für Neugeborene (Babyschale)
- Windeln in der kleinsten Größe
- Windelcreme
- Pflegetücher
- Babycreme
- Still-BHs und Stilleinlagen
- Säuglingsnahrung, Flaschen und Sauger (falls Sie Ihr Baby mit der Flasche ernähren)
- Schnuller (falls Sie sie verwenden wollen)
- Thermometer

In der ersten Zeit, wenn sich der Fütter- und Wickelrhythmus einspielt, sollten Sie stets Folgendes bereithalten:

- Flügelhemdchen (sind leichter anzuziehen als Hemdchen, die über den Kopf gezogen werden müssen)
- Strampelanzüge
- Schlafsack (für schnelles Wickeln mitten in der Nacht)
- Babydecken (auch zum Einwickeln bzw. Pucken)

Diese Gegenstände gehören zur Grundausstattung des Babyzimmers:

Wickeltisch und -auflage. Wickeltische besitzen meist Schubladen und Fächer zur Aufbewahrung von Windeln und anderem Wickelzubehör.

Wiege, Stubenwagen oder Babybett/Beistellbett. Wofür Sie sich entscheiden, hängt auch davon ab, ob das Baby in Ihrem Schlafzimmer oder in seinem eigenen Zimmer schläft. Am Anfang werden Sie es wahrscheinlich in Ihrer Nähe haben wollen. Halten Sie genügend Laken und wasserdichte Matratzenauflagen bereit – Babys sind oft undicht!

 Windeleimer. Er hilft, unangenehme Gerüche (die besonders nach der Umstellung auf feste Nahrung auftreten) in Grenzen zu halten.

Schaukelstuhl. Das ist ein nützliches Möbelstück für das Babyzimmer, besonders wenn Sie stillen (die Armlehnen helfen Ihnen, eine optimale Stillposition beizubehalten). Achten Sie auf eine bequeme Höhe.

Kaum zu glauben, aber Sie werden Ihr Kleines bald baden und waschen, als ob Sie nie etwas anderes getan hätten. Glücklicherweise brauchen Sie dafür nicht allzu viel spezielles Zubehör (Sie wurden früher von Ihrer Mutter wahrscheinlich im Spülbecken gebadet). Folgendes sollten Sie aber zur Hand haben:

- Babyshampoo/-seife
- Babybadewanne (die in die Badewanne gestellt wird)
- ✓ Waschlappen
- ✓ Babykapuzentuch

💡 **EXPERTENTIPP:** *Waschen Sie das Baby von oben nach unten, damit keine Keime von den unteren Gefilden ins Gesicht übertragen werden.*

 Außerdem benötigen Sie ein Transportmittel. Ideal ist eine Kombination aus Babyschale und Buggy – eine Babyschale, die auf einen Buggy aufsetzbar

ist, sodass Sie nach wenigen Handgriffen startklar sind und mit Ihrem Baby unterwegs sein können. (Diese Kombinationen sind für die ersten sechs Monate geeignet. Achten Sie auf die Gewichtsangabe an der Babyschale.)

Weiteres Zubehör

Die Babyausstattungsbranche trägt wahrscheinlich einen beachtlichen Teil zum Bruttoinlandsprodukt bei. Aber brauchen Sie das wirklich alles? Es gibt sicher einige Dinge, die Ihnen das Leben erleichtern:

Spucktücher: Halten Sie in den Räumen, in denen Sie sich hauptsächlich mit dem Baby aufhalten, einige bereit und packen Sie eines in die Wickeltasche (siehe Seite 144). Wenn Ihr Baby »Gewohnheitsspucker« ist, sollte in jedem Zimmer ein Tuch bereitliegen.

Babyphon: Segen und Fluch zugleich. Manche Eltern vergleichen das nächtliche Lauschen auf die Töne aus dem Kinderzimmer mit dem Warten auf einen Raketenangriff. Wer hätte gedacht, dass Babys so viele Geräusche von sich geben? Die Geräte sind aber fast unerlässlich, wenn das Babyzimmer etwas weiter von Ihrem Schlafzimmer oder anderen Räumen im Haus entfernt ist und Sie es nicht überhören wollen, wenn Ihr Kind aufwacht. Ein Babyphon neben dem Bett bedeutet allerdings, dass Sie jedes Seufzen, Husten und Plappern hören. Verringern Sie die Lautstärke, wenn Sie etwas Schlaf abbekommen wollen!

Flaschenwärmer: Bei Flaschenernährung nützlich. Es genügt aber auch, die Flasche unter den Warmwasserhahn zu halten. Vergewissern Sie sich, dass die Größe des Flaschenwärmers mit der verwendeten Flaschenart kompatibel ist.

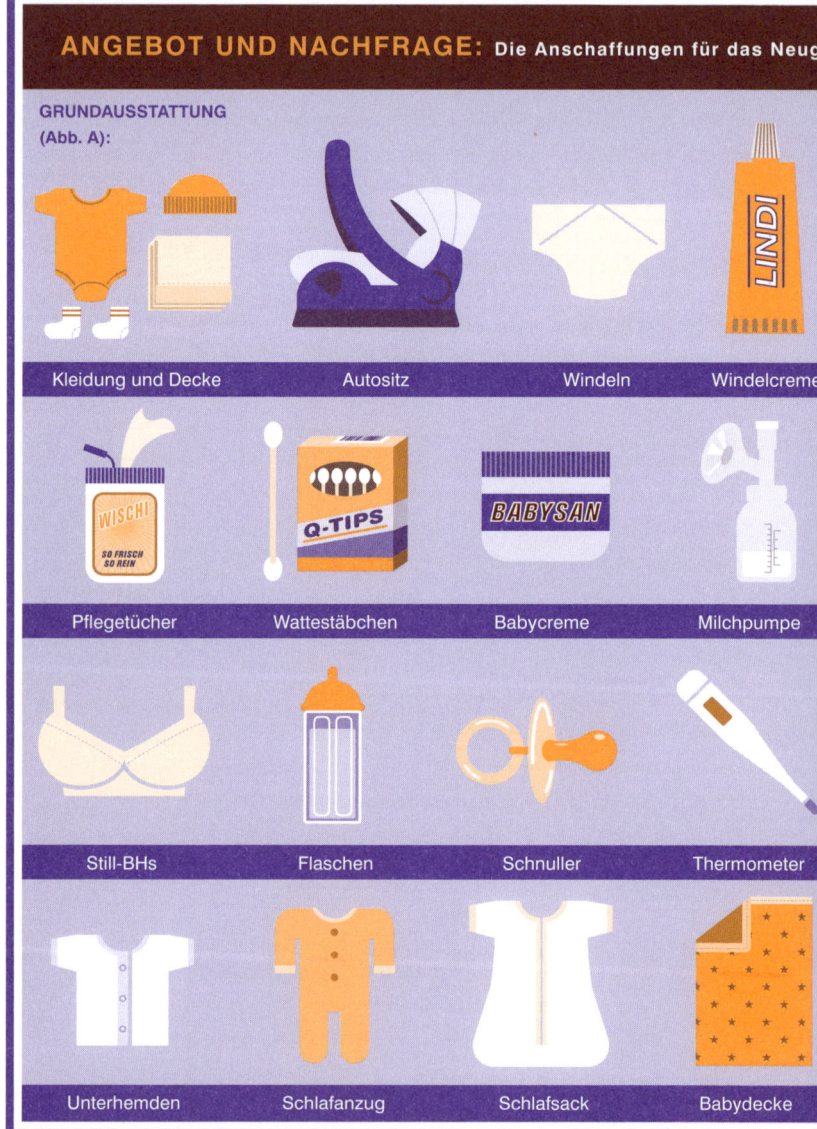

ANGEBOT UND NACHFRAGE: Die Anschaffungen für das Neuge

GRUNDAUSSTATTUNG (Abb. A):

Kleidung und Decke	Autositz	Windeln	Windelcreme
Pflegetücher	Wattestäbchen	Babycreme	Milchpumpe
Still-BHs	Flaschen	Schnuller	Thermometer
Unterhemden	Schlafanzug	Schlafsack	Babydecke

e lassen sich nach ihrer Dringlichkeit einteilen.

**MOBILIAR
(Abb. B):**

1 Wickeltisch
2 Babybett / Wiege
3 Windeleimer
4 Schaukelstuhl

**WEITERES NÜTZLICHES
ZUBEHÖR (Abb. C):**

1 Babyphon
2 Wickeltasche
3 Flaschenwärmer
4 Tragetuch
5 Tragebeutel
6 Stillkissen
7 Spucktücher
8 Elternratgeber

**WAS NOCH WARTEN
KANN (Abb. D):**

1 Buggy
2 Jogger
3 Hochstuhl
4 Wippe
5 Spielreck

√ **Wickeltasche:** Natürlich können Sie auch ohne Wickeltasche auskommen, aber es gibt heute so schicke und ergonomische Modelle – warum sollten Sie darauf verzichten? Sie brauchen keinen Jahresvorrat an Wickelzubehör mit sich herumzutragen. Beschränken Sie sich auf das Nötigste. Tipp: Halten Sie die Tasche immer vollständig bestückt bereit. Wenn Sie schnell aufbrechen wollen (weil sich das Baby durch einen Gang an der frischen Luft beruhigen soll, ein medizinischer Notfall eingetreten ist oder Sie sich spontan mit einer Freundin verabredet haben) ist es vorteilhaft, wenn Sie nicht erst im ganzen Haus nach Feuchttüchern, Kleidung, Schnuller etc. suchen müssen.

√ **Stillkissen:** Sie sind in unterschiedlichen Ausführungen erhältlich und ermöglichen eine bequeme Haltung beim Stillen.

Babytragebeutel: Dieser vor der Brust zu tragende Beutel ist für Sie und das Baby sehr angenehm. Sie haben die Hände frei für andere Aufgaben. Das Baby ist der Mutter zugewandt, bis es alt genug ist, nach vorne zu schauen (wenn seine Nackenmuskeln stark genug sind). Achten Sie auf den korrekten Sitz des Tragebeutels, um Rückenschmerzen zu vermeiden.

Babytragetuch: Ein Tragetuch ermöglicht engen Kontakt zwischen Mutter (oder Vater) und Baby – ohne Gurte und Schnallen. Bei Tragetüchern scheint das Rückenschmerzrisiko geringer zu sein, weil das Gewicht gleichmäßiger verteilt ist.

Bibliothek für Eltern und Baby: Legen Sie sich einige Elternratgeber in Buchform zu. Sie haben bestimmt viele Fragen: Während Sie auf den Rückruf Ihres Kinderarztes warten, können Sie schon einmal in einem der Bücher nachschlagen. Bauen Sie auch jetzt schon die Kinderbibliothek auf: Legen Sie sich einige Klassiker für das Zubettgehritual und andere Anlässe zu.

Damit unterstützen Sie den Spracherwerb Ihres Kindes – außerdem macht Vorlesen in jedem Alter Spaß.

Reisebett: Moderne Reisebetten lassen sich zu kleinen Paketen zusammenfalten und sind leicht und sicher konstruiert. Sie können sie sogar zu Hause verwenden, um das Baby kurzfristig sicher unterzubringen oder (bei Modellen mit Wickelauflage) zu wickeln.

Was noch warten kann

Entgegen anders lautender Behauptungen von Fachhändlern für Babyausstattung können Sie zahlreiche Babyartikel auch noch nach der Geburt kaufen. Viele Käufe können Sie aufschieben, bis Sie wissen, was Sie wirklich brauchen und was für Ihr Kind geeignet ist.
Folgende Dinge können Sie im Lauf der ersten Monate besorgen:

Sitzbuggy: Sitzbuggys sind äußerst praktisch. Sie sind leicht, meist mit einer einzigen Handbewegung zusammenklappbar und daher leicht zu Hause, im Kofferraum oder im Flugzeug zu verstauen. Sie sind allerdings zum Großteil für Kinder unter sechs Monaten nicht geeignet (deren Nackenmuskulatur muss erst noch kräftiger werden).

Sportwagen/Liegebuggy/Jogger: Sobald Ihr Baby der Babyschalen-Buggy-Kombination entwachsen ist, können Sie sich nach einem Jogger oder einem anderen stabilen Buggy umsehen, der im Idealfall während des gesamten Kleinkindalters verwendet werden kann. Abhängig vom Gelände, in dem Sie normalerweise unterwegs sind (holprige Waldwege oder asphaltierte Bürgersteige), können Sie aus einer breiten Palette von Kinderwagen einen auswählen, der Ihre Anforderungen erfüllt.

Hochstuhl: Einen Hochstuhl brauchen Sie erst, wenn Ihr Baby anfängt, feste Nahrung zu sich zu nehmen und selbständig sitzen kann. Sicherheit hat höchste Priorität. Der Stuhl sollte mit Gurten ausgestattet sein, sodass das Baby auch bei noch so entschlossenen Anstrengungen nicht herausfallen kann. Außerdem sollte der Stuhl leicht zu reinigen sein, da sich an Hochstühlen allerlei unappetitliche Rückstände – wie verschüttete Flüssigkeiten, Essensreste und Körperausscheidungen (Speichel, Erbrochenes, Urin etc.) – ablagern können.

Wippe: Diese mit Stoff bezogenen, leichten und manchmal mit zusätzlichem Spielzeug ausgestatten Sitze machen Babys viel Spaß, wenn Mama oder Papa eine Zeitlang freie Hände braucht. Das Baby erhält so auch Gelegenheit, seine Umwelt aus einer anderen Perspektive zu betrachten.

Spielreck, Activity-Center, Schaukel und Hopser. All das sind gute Möglichkeiten, das Baby zu beschäftigen. Beachten Sie die Anweisungen des Herstellers!

 NUR FÜR VÄTER: Einige Hinweise zur Babyausstattung.

■ *Bitten Sie einen Freund, Ihnen beim Zusammenbau von Möbeln wie Babybett oder Wickeltisch zu helfen. Machen Sie ein Männer-Event daraus: Besorgen Sie Bier und Chips und stürzen Sie sich dann gemeinsam auf die Bauteile, um sie in die gewünschte Form zu zwingen. Geheimtipp: Wenn Sie zwei linke Hände haben, servieren Sie die Chips in einer möglichst kleinen Schüssel. Das gibt Ihnen Gelegenheit, regelmäßig Nachschub zu holen. Lungern Sie in der Küche herum, bis Ihr Freund nach Ihnen ruft. Halten Sie im Anschluss ein paar Steaks bereit, um seine Verärgerung darüber, dass er das Babybett allein zusammenbauen musste, zu besänftigen.*

■ Bitten Sie Ihre Partnerin, eine möglichst neutrale Wickeltasche zu besorgen (auf das Muster mit den rosa Häschen und gelben Küken sollte sie besser verzichten). Wenn Ihre Mithilfe beim Transport des Babyzubehörs erwartet wird, sollte sie Zugeständnisse an Ihre Männlichkeit machen.

■ Ein korrekt montierter Autositz ist wichtig. Lassen Sie den Sitz von einem Fachmann einbauen oder den Einbau fachgerecht überprüfen. Im Zweifelsfall hilft Ihnen die Polizei weiter.

■ Dass sich Ihr Leben grundlegend verändert hat, wird Ihnen spätestens dann klar, wenn Sie mit Schnullern in der Hosentasche im Büro aufkreuzen.

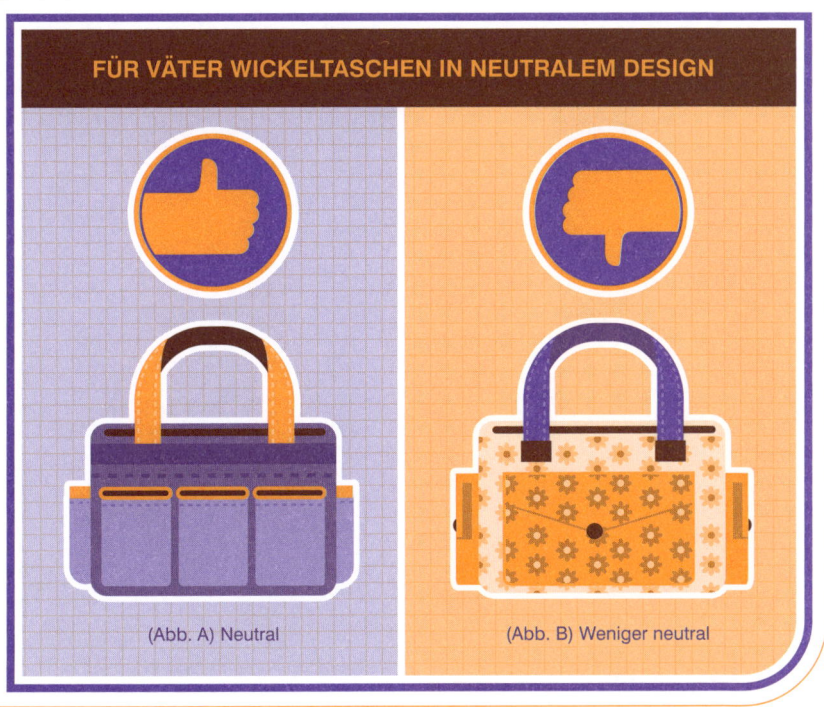

FÜR VÄTER WICKELTASCHEN IN NEUTRALEM DESIGN

(Abb. A) Neutral

(Abb. B) Weniger neutral

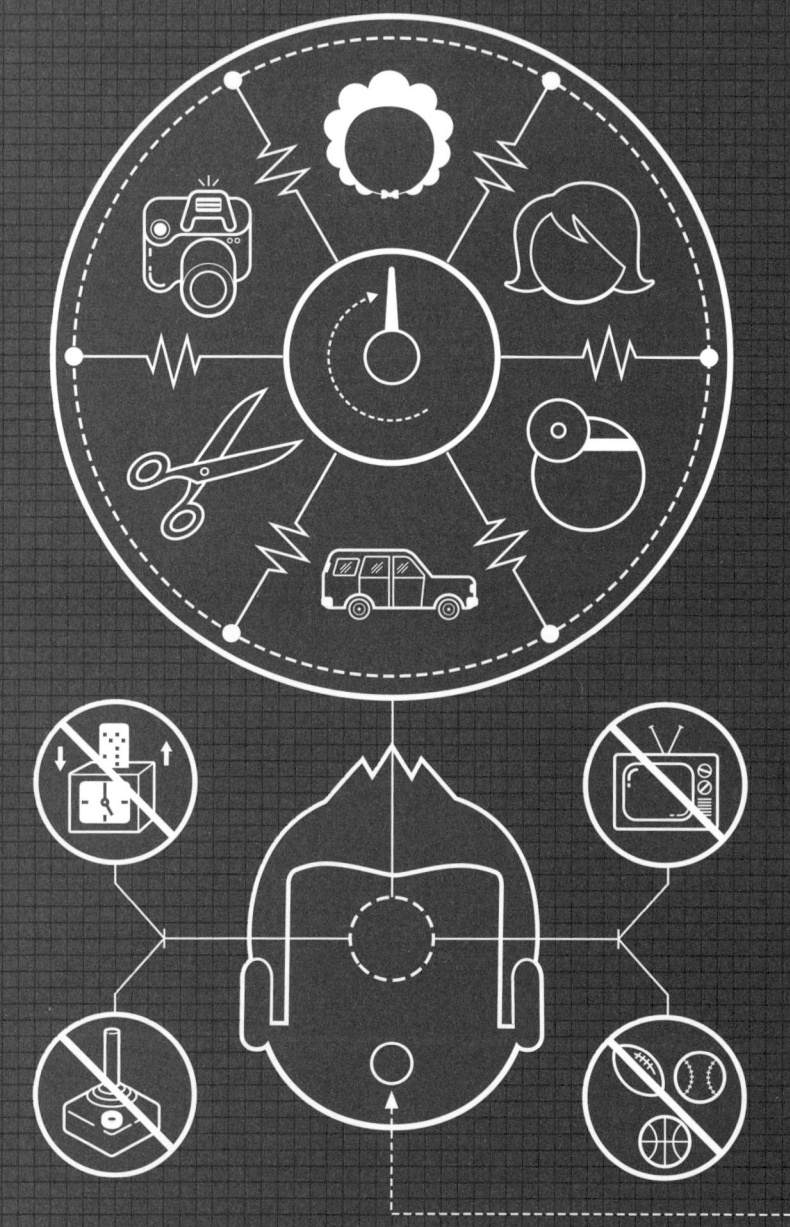

Kapitel 6

Was werdende Väter wissen sollten

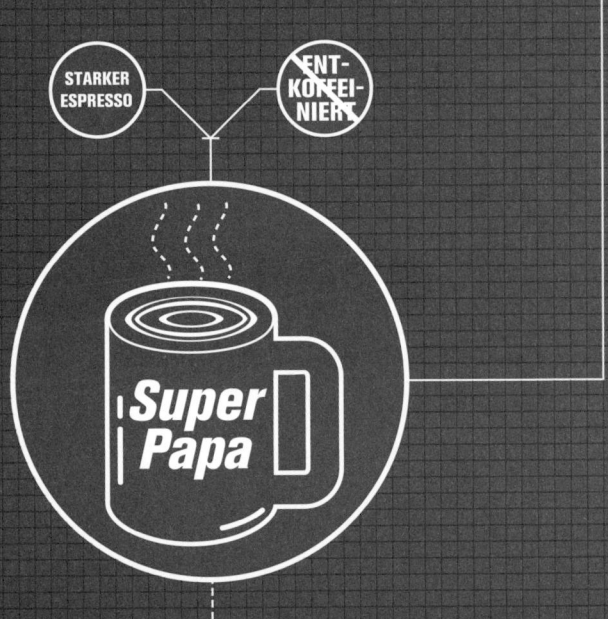

STARKER ESPRESSO

ENT-KOFFEI-NIERT

Super Papa

Eine Schwangerschaft ist nicht nur für werdende Mütter stressig. Auch die betroffenen Männer sind von den bevorstehenden Veränderungen in ihrem Leben betroffen. Im Unterschied zu ihrer Partnerin bekommen sie allerdings nur sehr wenig Mitgefühl. Man erwartet von ihnen, dass sie klaglos ihre Pflicht tun. Dabei machen auch sie seelische und manchmal sogar körperliche Veränderungen durch.

Typische Symptome des werdenden Vaters

Männer nehmen die emotionale Achterbahn, die ihre schwangere Partnerin durchläuft, oft etwas hilflos und distanziert zur Kenntnis. Sie wundern sich über Panikattacken, Wutanfälle und Ausbrüche von Heiterkeit in unerwarteten Momenten. Doch auch die Männer selbst zeigen ganz eigene Reaktionen auf die neuen Lebensumstände.

Widerwille. Die Schwangerschaft soll ein schöner, natürlicher Zustand sein, aber manche Männer fühlen sich von all den Veränderungen, die ihre Partnerin durchläuft, abgestoßen. Der Anblick eines sich unter den Tritten des Babys verformenden und ausstülpenden Bauchs erinnert sie womöglich eher an einen Horrorfilm als an das Wunder des Lebens. Und eine nach Luft schnappende, aufgeblähte, schlecht gelaunte, schnarchende Frau mit Hautproblemen entspricht nicht gerade ihrem Schönheitsideal. Männer, gesteht euch diese Gefühle zu (aber sprecht nicht mit eurer Partnerin darüber!) und denkt daran, dass sie nach der Geburt des Kindes, wenn eure Partnerin wieder sie selbst und darüber hinaus noch die Mutter eures Kindes ist, vielleicht sogar noch attraktiver sein wird als je zuvor!

Versorgerängste. Während Ihre schwangere Partnerin über ihrer neuesten Errungenschaft für das Kinderzimmer ins Schwärmen gerät, denken Sie vielleicht an die wachsende Last auf Ihren eigenen Schultern. Babys sind nicht billig – es empfiehlt sich, zusammen mit Ihrer Partnerin einen Kostenplan aufzustellen. Gemeinsam das Budget festzulegen und nach Einsparmöglichkeiten zu suchen, hilft Ihnen, das belastende Gefühl loszuwerden, dass Sie der Einzige sind, der sich über finanzielle Dinge Gedanken macht.

Berufliche Ängste (auf beiden Seiten). Ein Baby kann weitere große Veränderungen im Leben auslösen:

■ Eventuell möchte Ihre Partnerin ihren Beruf aufgeben und ausschließlich Hausfrau und Mutter sein. Vielleicht möchte sie in Teilzeit arbeiten oder einen längeren Erziehungsurlaub in Anspruch nehmen. Sprechen Sie miteinander über die jeweiligen Erwartungen in Bezug auf die Berufstätigkeit.

■ Wenn zuvor beide Partner Vollzeitjobs hatten, müssen Sie Budgetkürzungen vornehmen, falls einer von beiden zu Hause bleibt. Berücksichtigen Sie, dass die Kosten einer Ganztagesbetreuung zuweilen das Gehalt eines Partners aufzehren.

■ Rechnen Sie alles genau durch und überlegen Sie sich, wie Sie Kinderbetreuung und berufliche Tätigkeit unter einen Hut bringen und finanziell über die Runden kommen können.

■ Manchmal ist es hilfreich, einen vorläufigen Fünfjahresplan zu erstellen.

Finanzielle Ängste. Es kann von Vorteil sein, finanzielle Sorgen anzusprechen, wenn Ihre Partnerin die Hauptverdienerin ist.

[1] Besprechen Sie finanzielle Angelegenheiten nur, wenn Sie beide ausgeruht und dazu bereit sind.

[**2**] Legen Sie für das Gespräch einen Zeitpunkt fest, sodass Sie beide sich darauf vorbereiten können.

[**3**] Verwenden Sie neutrale Formulierungen. Denken Sie daran, dass Sie keine Gegner sind, sondern zum selben Team gehören. Beginnen Sie Sätze mit »Ich«, z.B.: »Ich befürchte, dass wir nicht genug Geld für den Grundbedarf haben werden, wenn wir uns einen teuren Urlaub gönnen.« Oder »Ich weiß, dass du gern das Prinzessinnen-Himmelbett für sie hättest, aber das kann sie erst in drei Jahren nutzen. Können wir für den Augenblick nicht das Babybett deiner Schwester verwenden?«

[**4**] Denken Sie daran, dass nicht alle Entscheidungen gleichzeitig getroffen werden müssen. Es empfiehlt sich, gegen Ende des zweiten Trimesters mögliche Probleme auszuloten und zu entscheiden, wie Sie sie gemeinschaftlich lösen können.

Couvade-Syndrom: Hinter diesem exotischen Begriff verbirgt sich eine »solidarische Schwangerschaft«. Davon spricht man, wenn bei einem werdenden Vater Schwangerschaftssymptome wie Übelkeit, Gewichtszunahme und Stimmungsschwankungen auftreten. Diese Symptome lassen sich psychologisch und hormonell erklären, aber auch durch die Tatsache, dass mehr Leckereien im Haus sind (Eiscreme schmeckt zu zweit besser!), und dass es ansteckend sein kann, wenn eine Person im Haushalt ihr seelisches Gleichgewicht verliert. Vielleicht spricht der werdende Vater ja auch mit Süßigkeiten das Lustzentrum in seinem Gehirn an, weil sein Liebesleben zum Erliegen gekommen ist. Achten Sie auf Ihre Ernährung und treiben Sie regelmäßig Sport, um den Kopf frei zu bekommen und den Stoffwechsel anzuregen.

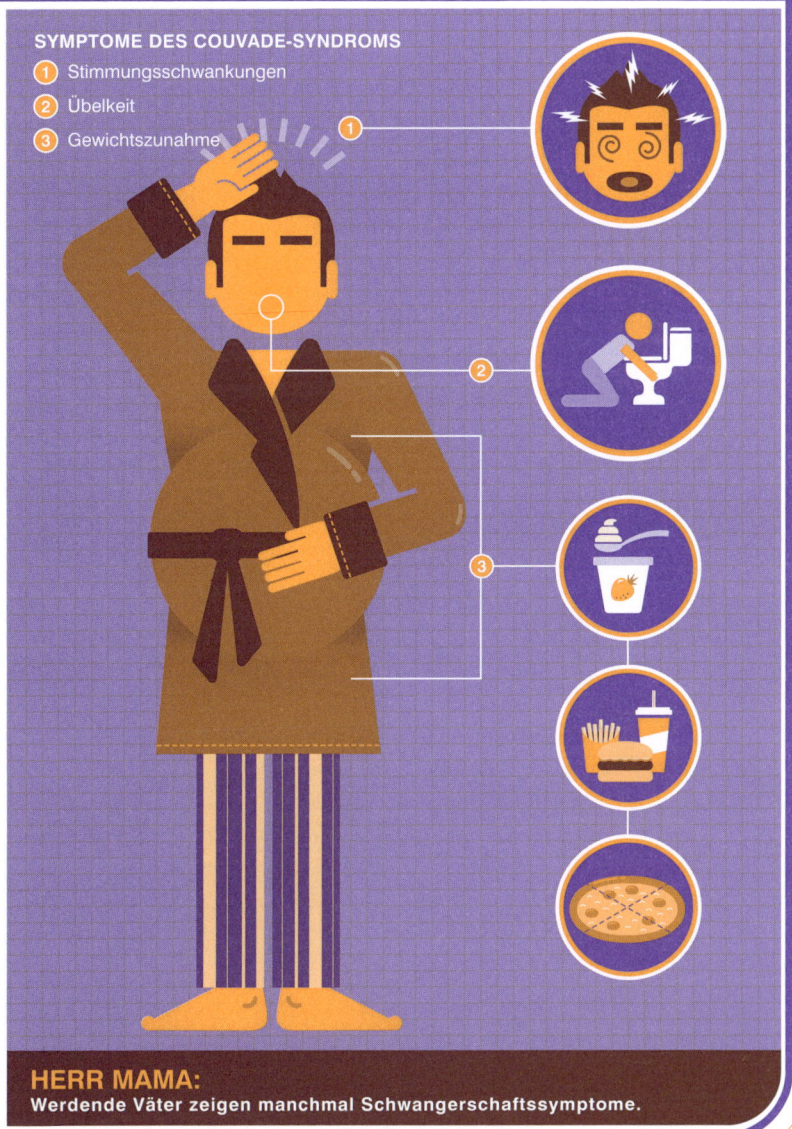

SYMPTOME DES COUVADE-SYNDROMS
1 Stimmungsschwankungen
2 Übelkeit
3 Gewichtszunahme

HERR MAMA:
Werdende Väter zeigen manchmal Schwangerschaftssymptome.

Das Gefühl, vernachlässigt zu werden. Viele Männer fühlen sich von ihrer schwangeren Partnerin vernachlässigt. Falls es Ihnen auch so geht – warten Sie ab, bis das Baby da ist, dann erfahren Sie, was Vernachlässigung wirklich bedeutet. Im Ernst: Sie haben wahrscheinlich den Eindruck, dass Ihre Partnerin nur noch an sich selbst und an das Baby denkt, und das stimmt wohl auch. Das erste und dritte Trimester sind wirklich schwierig. Am meisten Aufmerksamkeit dürfen Sie wahrscheinlich im zweiten Trimester erwarten. Planen Sie eine romantische Reise oder ein Rendezvous mit Ihrer Partnerin, sodass sie Zeit hat, sich darauf vorzubereiten.

Das Gefühl, wie auf Eiern zu gehen: Wenn Sie endlich Aufmerksamkeit von ihr bekommen, werden Sie häufig zur Zielscheibe gereizter Bemerkungen: »Du hast das Katzenklo ja immer noch nicht saubergemacht!« Vorsicht! Vermeiden Sie es, ihr zu widersprechen und damit ein endloses Gezänk auszulösen. Machen Sie sich bewusst, dass sie wahrscheinlich wegen körperlicher Beschwerden und hormoneller Einflüsse schlechte Laune hat. Hier sind einige hilfreiche Tipps:

[**1**] Neutralisieren Sie ihren Zorn durch ausgeprägte Fürsorglichkeit. Möglicherweise erleben Sie einen überraschenden Stimmungsumschwung, wenn Sie ihr eine Rückenmassage oder eine Tasse Tee kredenzen oder anbieten, ihr einige Erledigungen abzunehmen. (Wenn sie allerdings komplett durchgedreht ist, fragt sie sich womöglich, was Sie mit dieser ungewohnten Freundlichkeit bezwecken. Immerhin gewinnen Sie etwas Zeit, während sie darüber nachdenkt!)

[**2**] Holen Sie tief Luft und sagen Sie ihr, wie bewundernswert Sie all das finden, was sie während der Schwangerschaft leistet. Welche Frau könnte einer solchen Charmeoffensive widerstehen?

[**3**] Seien Sie ehrlich. Schwangere Frauen haben ein feines Gespür für Sarkasmus. Wenn sie sich sicher ist, dass sie von Ihnen Unterstützung bekommt, wenn es ihr schlecht geht, werden Sie bald zum Objekt Ihrer neu erwachten Zuneigung (statt ihres Hohns) werden.

Zeit mit Ihrem Kind planen

Ein weiteres Thema, mit dem Sie sich rechtzeitig befassen sollten, ist die Frage, wie viel Zeit Sie in den ersten Monaten nach der Geburt mit Ihrem Baby verbringen wollen.

Ihre Partnerin braucht Unterstützung, wenn sie aus der Klinik nach Hause kommt. Beim ersten Kind kann die Vorstellung, allein für ein Neugeborenes sorgen zu müssen, bei den Eltern noch Panik auslösen. Wenn sich die Mutter von einem Kaiserschnitt oder einem anderen chirurgischen Eingriff erholen muss, ist sie noch dankbarer für einen körperlich leistungsfähigen Helfer.

Sie wiederum werden wahrscheinlich den unwiderstehlichen Drang verspüren, sich an Ihren sicheren und berechenbaren Arbeitsplatz zurück-zuziehen. Ihre Partnerin weiß das! Machen Sie aber nicht den Versuch, Ihre Arbeit auch nur im Entferntesten mit ihrem neuen Tätigkeitsfeld zu verglei-chen – besonders dann nicht, wenn Sie zu jenen Vätern gehören, die auf ungestörtem Nachtschlaf bestehen, weil sie für die Arbeit ausgeruht sein müssen. Verkneifen Sie sich Bemerkungen wie: »Es tut richtig gut, sich über Dinge zu unterhalten, die nichts mit Windelausschlag, wunden Brustwarzen und Nabelschnurresten zu tun haben.«

Sprechen Sie mit Ihrer Partnerin rechtzeitig über die ersten Monate nach der Geburt:

- Wie viel Urlaub wollen Sie zum Geburtstermin nehmen?
- Wollen Sie Elternzeit in Anspruch nehmen? Wenn Sie sich die Elternzeit mit Ihrer Partnerin teilen, stehen Ihnen zusammen 14 Monate zu, wobei der je-

weils zu Hause bleibende Partner 67 Prozent des letzten Nettogehalts als Elterngeld (maximal 1.800 Euro) erhält. Wird das Elterngeld im Monat nur hälftig in Anspruch genommen, kann es so auf die doppelte Zeit gestreckt werden.

■ Haben Sie die Möglichkeit, Teilzeit zu arbeiten? Sie bekommen dann Elterngeld in Höhe von 67 Prozent des entfallenden Teileinkommens.

■ Es empfiehlt sich, diese Dinge beizeiten mit dem Arbeitgeber abzusprechen und die Ergebnisse schriftlich festzuhalten.

Werdende Väter beim Frauenarzt

Es gibt einige Termine und Untersuchungen während der Schwangerschaft, bei denen der werdende Vater anwesend sein sollte.

[1] Der erste Besuch beim Frauenarzt oder bei der Hebamme ist einer der wichtigsten Termine. Sie lernen die Person kennen, die Ihre Partnerin durch die Schwangerschaft begleiten wird und sprechen über die familiären Vorgeschichten und andere wichtige Themen. Sie sollten aufmerksam zuhören, um wichtige Informationen zu registrieren, die Ihre Partnerin vielleicht überhört.

WICHTIGER TIPP: Nehmen Sie Papier und Bleistift mit, um sich Notizen zu machen. Oder noch besser: Bringen Sie Ihre eigene Liste mit wichtigen Fragen und Themen mit. Der Termin ist schnell vorüber. Deshalb ist es hilfreich, die eigenen Fragen parat zu haben.

[2] Bei normal verlaufenden Schwangerschaften finden die Arztbesuche bis ins dritte Trimester hinein in vierwöchigem Abstand statt. Sie sollten den Termin, bei dem zum ersten Mal der Herzschlag des Babys hörbar ist, nicht ver-

säumen. Erkundigen Sie sich beim Arzt danach (meist ist es der Termin in der 12. Woche). Dieser Termin ist auch eine günstige Gelegenheit, um zusammen mit Ihrer Partnerin mit dem Arzt über Pränataldiagnostik zu sprechen.

[**3**] Bei invasiven Untersuchungen wie Fruchtwasseruntersuchung oder Chorionzottenbiopsie sollten Sie Ihre Partnerin begleiten, um sie moralisch zu unterstützen. Ihre bloße Anwesenheit hilft ihr schon, sich zu entspannen.

[**4**] Versäumen Sie nicht den großen Ultraschall in der 19. oder 20. Woche. Bei dieser Gelegenheit können Sie das Geschlecht des Babys erfahren. Die meisten Paare genießen es einfach, zuzuschauen, wie ihr Baby am Daumen lutscht oder Arme und Beine bewegt. Außerdem sehen Sie Gehirn, Nieren, Herzkammern, Blase und Wirbelsäule Ihres Babys.

WICHTIGER TIPP: Falls Sie das Geschlecht des Babys nicht erfahren wollen, sollten Sie das dem Arzt rechtzeitig mitteilen.

[**5**] Viele Männer nehmen nur an den letzten, in vierzehntägigem oder wöchentlichem Abstand stattfindenden Terminen vor der Entbindung teil. Dann besteht Gelegenheit, über Anzeichen der beginnenden Geburt oder Möglichkeiten der Wehenüberwachung zu sprechen. Außerdem kommen vielleicht für das Ende der Schwangerschaft typische Probleme, wie beispielsweise. hoher Blutdruck, nachlassende Kindsbewegungen und Blutungen, zur Sprache. Auch hier ist die Anwesenheit einer zweiten Person hilfreich.

DOC-INFO: Der große Ultraschall in der 19. oder 20. Woche ist ein Muss für werdende Väter. Bis zu diesem Zeitpunkt ist die Schwangerschaft für viele Männer noch etwas Abstraktes. Sie wundern sich über die Beschwerden, die bereits in den ersten Monaten bei ihrer Partnerin auftreten.

Ich bin schon von manchem Vater gefragt worden, wie denn die kleine »Blase« im Ultraschallbild die werdende Mutter derart krank machen könne. In der Anfangsphase lassen es sich viele Männer noch gut gehen. Sie verbringen mit Freunden Kneipenabende, während ihre Partnerin völlig erledigt auf der Couch liegt. Aber nach dem großen Ultraschall sehe ich diesen Männern dann an, dass sie begriffen haben, was ihre Partnerin durchmacht, und dass das Kind wirklich in ihr heranreift.

Der Geburtsbegleiter: Bereitsein ist alles

Sie sollten verschiedene Dinge geplant haben, bevor die ersten Wehen einsetzen. Ein Plan hilft Ihnen, Ihrem Einsatz als Geburtsbegleiter und Notfallchauffeur mit mehr Gelassenheit entgegenzusehen.

[1] Nehmen Sie zusammen mit Ihrer Partnerin an einem Geburtsvorbereitungskurs teil. Ihre Partnerin verrichtet zwar die ganze Arbeit, aber es schadet nicht zu wissen, was während der Geburt mit ihr und dem Baby geschieht. In einem Geburtsvorbereitungskurs erfahren Sie, wie eine Geburt abläuft, und wie Sie sich dabei nützlich machen können. Sobald die Wehen beginnen, lauscht Ihre Partnerin nur noch nach innen. Deshalb sollten Sie wissen, wie Sie die zeitliche Länge der Wehen protokollieren können, und wann der richtige Zeitpunkt ist, Ihre Partnerin in die Klinik oder ins Geburtshaus zu bringen. Außerdem erlernen Sie Techniken zur Unterstützung Ihrer Partnerin während der Geburt. Folgendes können Sie tun:

■ Sie auffordern, während der Wehen andere Positionen einzunehmen oder umherzugehen

159

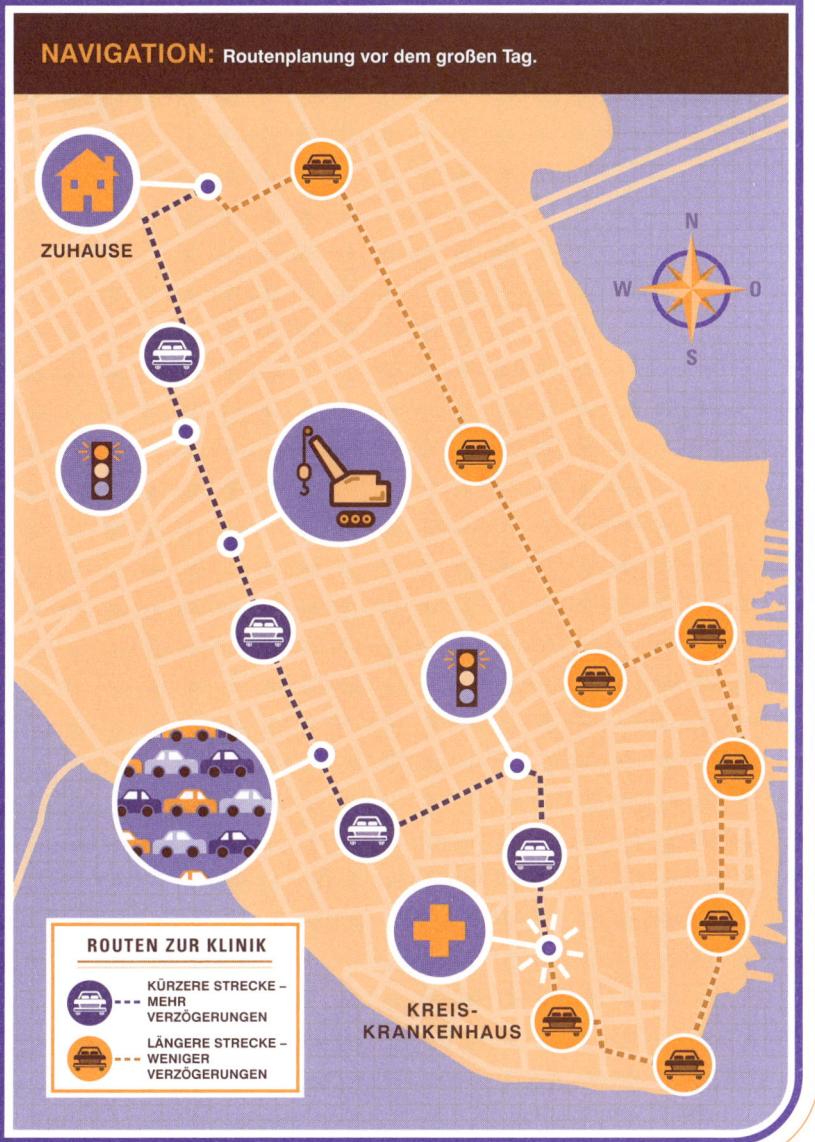

NAVIGATION: Routenplanung vor dem großen Tag.

ZUHAUSE

N
W   O
S

ROUTEN ZUR KLINIK

KÜRZERE STRECKE –
MEHR
VERZÖGERUNGEN

LÄNGERE STRECKE –
WENIGER
VERZÖGERUNGEN

KREIS-
KRANKENHAUS

- Die Atemtechniken anwenden, die Sie im Kurs gelernt haben
- Sie massieren oder ihr das Haar bürsten, um ihr zwischen den Wehen Entspannung zu verschaffen
- Ihre Aufmerksamkeit auf schöne, beruhigende Bilder oder entspannende Musik lenken
- Ihr in die Dusche helfen. Das lindert Schmerzen und Anspannung

Notieren Sie sich die Techniken, die Ihre Partnerin bevorzugt, damit Sie sie parat haben, wenn die Wehen einsetzen. Unter Umständen haben Sie möglicherweise gerade dann einen Blackout, wenn Sie aktiv werden müssen.

[2] Nehmen Sie an einer Kreißsaalführung teil, damit Sie und Ihre Partnerin eine Vorstellung davon bekommen, in welchem Umfeld die Geburt stattfinden wird. Außerdem sollten Sie sich Folgendes besonders einprägen:

- Haupteingang
- Nachteingang
- Langzeitparkplätze
- Zugang zur Notaufnahme

Merken Sie sich auch, wo sich Münztelefone, Cafeteria oder Getränkeautomaten, der Wartebereich vor dem Kreißsaal und das Neugeborenenzimmer befinden. Erkundigen Sie sich, wie Neugeborene »gekennzeichnet« werden, um Verwechslungen auszuschließen (meistens mithilfe von Armbändchen).

[3] Planen Sie den Weg zum Krankenhaus. Achten Sie gegen Ende der Schwangerschaft (ab der 37. Woche) darauf, dass das Auto ausreichend Benzin im Tank hat. Ermitteln Sie alternative Routen für den Fall, dass Sie durch Staus oder Baustellen aufgehalten werden.

[4] Planen Sie die Unterbringung älterer Kinder. Kümmern Sie sich darum, dass Ihre älteren Kinder versorgt sind, während Sie sich in der Klinik aufhalten. Überlegen Sie sich, wann Sie sie zum ersten Mal mit in die Klinik nehmen wollen. Packen Sie eine Tasche, die unverderbliche Snacks, Bücher, Kleidung zum Wechseln und Schlafanzüge sowie andere Dinge enthält, die für Ihre Kinder oder die Betreuungsperson nützlich sind.

[5] Halten Sie Ihren Fotoapparat bereit. Laden Sie den Akku auf. Nehmen Sie zur Sicherheit eine Einwegkamera mit. Bitten Sie eine Krankenschwester, nach der Geburt des Babys, ein Foto der glücklichen Familie aufzunehmen.

So werden Sie ein idealer Geburtsbegleiter

Zu Ihrem Glück werden auch Arzt und Hebammen zur Stelle sein, um Ihre Partnerin während der Geburt zu unterstützen. Diese Experten besitzen medizinisches Fachwissen und begleiten die Gebärende bei ihrer Tour de Force. Sie selbst sind ein zusätzlicher, aber dennoch sehr wichtiger Geburtsbegleiter. Männer fühlen sich angesichts der körperlichen Strapazen, die ihre Partnerinnen durchstehen müssen, oft eingeschüchtert. Lassen Sie sich darauf ein und versuchen Sie vorherzusehen, was Ihrer Partnerin guttun könnte.

Sie können der beste Fürsprecher Ihrer Partnerin sein:

■ Wenn sie Kommunikationsprobleme mit dem Arzt oder der Hebamme hat, können Sie ihre Position vertreten.

■ Sorgen Sie für eine angenehme Umgebung, sodass sich Ihre Partnerin auf die harte Arbeit des Gebärens konzentrieren kann.

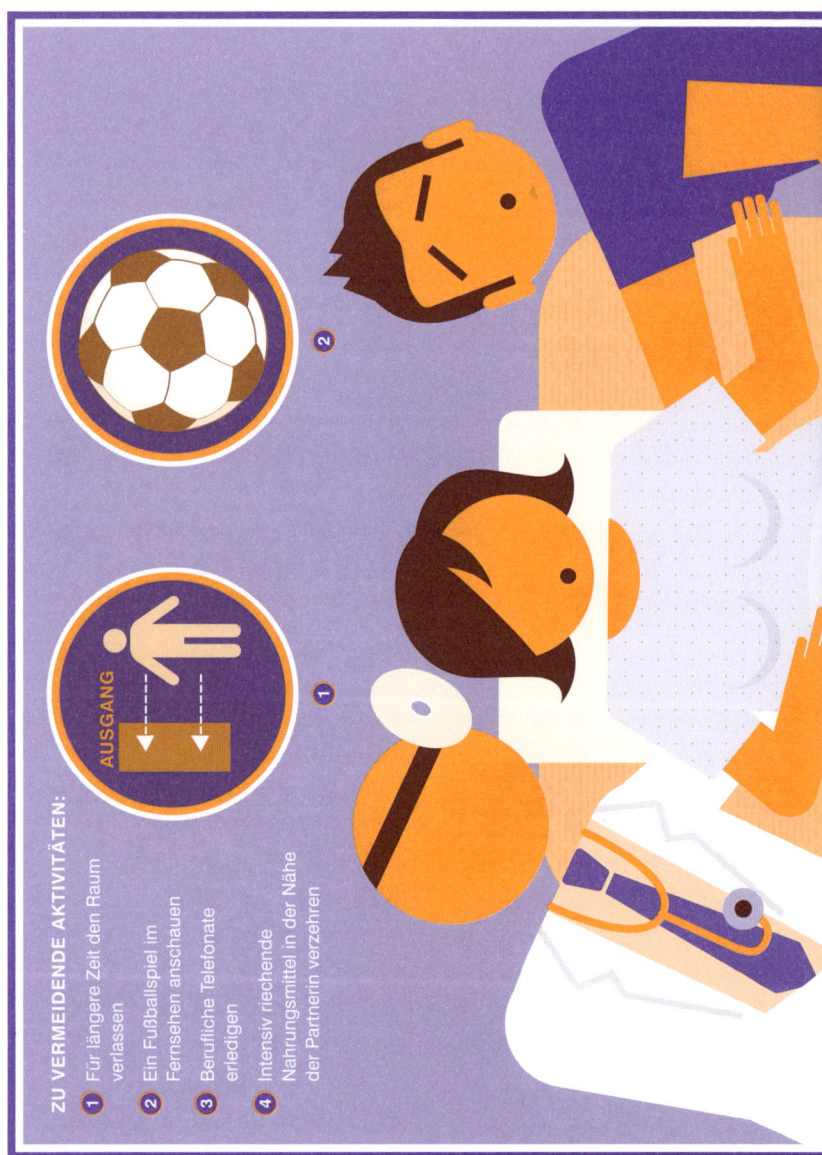

ZU VERMEIDENDE AKTIVITÄTEN:

1. Für längere Zeit den Raum verlassen
2. Ein Fußballspiel im Fernsehen anschauen
3. Berufliche Telefonate erledigen
4. Intensiv riechende Nahrungsmittel in der Nähe der Partnerin verzehren

AUSGANG

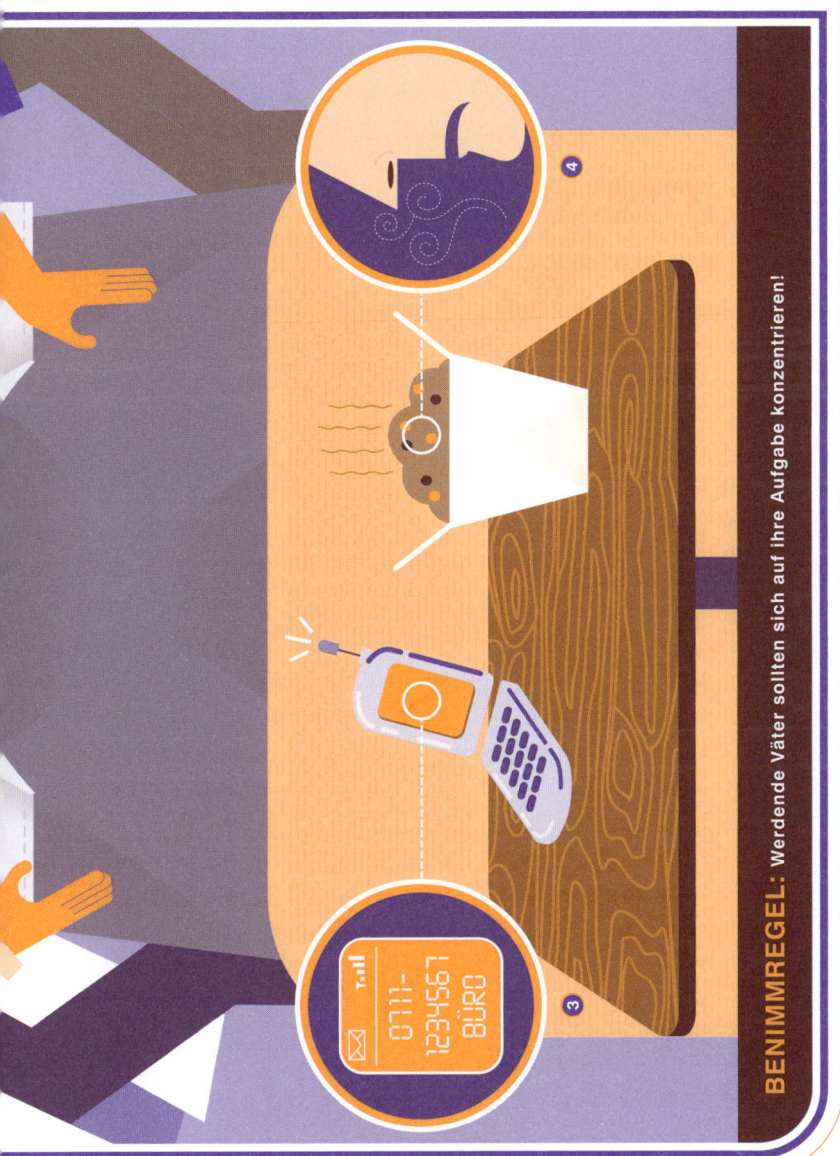

③

④

BENIMMREGEL: Werdende Väter sollten sich auf ihre Aufgabe konzentrieren!

- Sie mögen vielleicht von der Intensität der Wehen überrascht sein, aber trotzdem kennen Sie Ihre Partnerin am besten und wissen, was ihr Erleichterung verschaffen kann.

- Sagen Sie ihr nichts, worüber Sie nicht genau Bescheid wissen. Aber sagen Sie ihr, wie sehr Sie von ihr beeindruckt sind, dass sie alles richtig macht und dass der Arzt sagt, alles gehe wunderbar voran.

- Schweigen Sie zur rechten Zeit. Sie helfen ihr allein schon durch Ihre Anwesenheit.

- Wenn sie sich übergeben muss, fragen Sie die Hebamme und versichern Sie Ihrer Partnerin dann, dass es ein gutes Zeichen für den Übergang ist, den der Körper vollzieht. Wenn sie zu zittern anfängt, erkundigen Sie sich zuerst und erklären Sie ihr dann, dass es ein Zeichen für das Voranschreiten der Geburt ist.

- Vielleicht genügt es auch, ihre Hand zu halten und Ihre Hand von ihr drücken zu lassen.

- Erinnern Sie sich an den Geburtsvorbereitungskurs und schlagen Sie ihr schmerzlindernde Techniken vor, wenn Sie den Eindruck haben, dass sie gerade dafür empfänglich ist. Wundern Sie sich nicht, wenn sie Sie auszublenden scheint. Warten Sie auf die Wehenpausen. Wenn sie wieder sprechen kann, reagiert sie vielleicht positiv auf Ihre Vorschläge. Es kann auch Augenblicke geben, in denen sie Sie wegscheucht. Das ist natürlich und sollte einfach hingenommen werden.

- Verlassen Sie nicht für längere Zeit oder kommentarlos dem Raum. Essen Sie keine stark riechenden Speisen in ihrer Nähe. Schauen Sie nicht nebenbei fern (das ist nicht in Ordnung, auch wenn sie das Gegenteil behauptet), führen Sie keine beruflichen Telefonate und erwecken Sie generell nicht den Eindruck, abgelenkt zu sein. Auch wenn sie zeitweise nicht sehr kommunikativ ist, legt sie Wert darauf, dass Sie dafür bereit sind, wenn sich ihre Stimmung ändert.

⚠ DOC-INFO: *Eine Geburt ist ein sehr dynamischer Vorgang, bei dem sich jederzeit unvorhergesehene Veränderungen ergeben können. Von einem Augenblick zum anderen kann ein Notfall eintreten. Dann ist es wichtig, dass die werdenden Eltern dem Urteil ihres Arztes vertrauen können. Männer fühlen sich oft sehr hilflos, wenn sie mit ansehen müssen, wie die geliebte Partnerin extreme Schmerzen ertragen muss. Sie reagieren dann manchmal sehr emotional und verlangen schmerzstillende Medikamente, obwohl ihre Partnerin diese ablehnt – ein gutes Beispiel dafür, wie wichtig Kommunikation im Vorfeld und während der Geburt ist (von der Zeit nach der Geburt ganz zu schweigen!).*

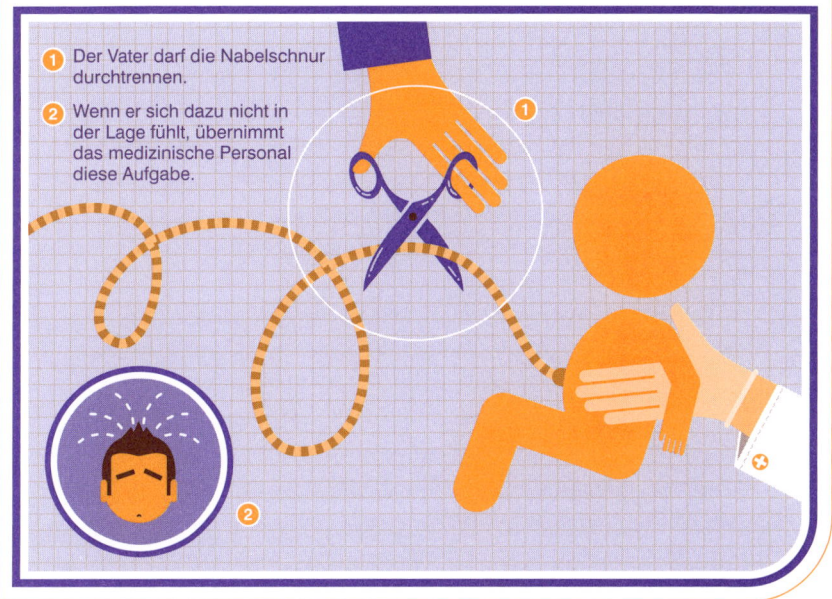

1 Der Vater darf die Nabelschnur durchtrennen.

2 Wenn er sich dazu nicht in der Lage fühlt, übernimmt das medizinische Personal diese Aufgabe.

Die Nabelschnur durchtrennen

Nachdem das Baby geboren wurde, werden zwei Nabelschnurklemmen platziert, und der Vater erhält die Möglichkeit, die Nabelschnur durchzuschneiden. Der Zeitpunkt des Durchtrennens ist von verschiedenen Faktoren abhängig – u.a. davon, ob Sie Nabelschnurblut einlagern wollen. Wenn Sie Nabelschnurblut einlagern wollen, wird es zu diesem Zeitpunkt entnommen.

Achtung: Dieses Ritual kann eine sehr intensive Erfahrung sein! Manche Väter sind dafür einfach zu zart besaitet. Sagen Sie es ruhig, wenn Sie es nicht tun wollen. Das medizinische Personal führt den Schnitt lieber selbst aus, als einen ohnmächtigen Vater versorgen zu müssen!

Anleitung für eine Notentbindung

Eine dramatische Geburt hat für das Kind immerhin den Vorteil, dass es für den Rest seines Lebens eine spannende Geschichte zu erzählen hat. (»Meine Eltern haben die Wehen falsch eingeschätzt und dann mussten sie während eines Schneesturms auf dem Seitenstreifen halten, und…«)

Denken Sie auch daran, dass Geburten Jahrmillionen lang ohne Wehenschreiber und sterile Instrumente stattgefunden haben. Also keine Panik! Folgendes sollten Sie allerdings wissen und tun, wenn das Baby auf die Welt kommt und keine medizinische Hilfe verfügbar ist:

- Fahren Sie rechts ran und rufen Sie einen Krankenwagen.
- Helfen Sie Ihrer Partnerin, sich auf den Rücksitz zu legen, und breiten Sie ein sauberes Handtuch unter ihr aus (ein Hemd tut es auch).
- Reinigen Sie nach Möglichkeit Ihre Hände und halten Sie sich bereit.
- Sobald der Kopf des Babys zu sehen ist, kommt der restliche Körper meistens auch schnell zum Vorschein. Manchmal ist sanftes Ziehen erforderlich (legen Sie dazu Ihre Hände unter die Achselhöhlen des Babys).

- Wickeln Sie das Baby in ein Hemd oder Handtuch ein, um es warm zu halten.
- Geben Sie das Baby seiner Mama.

⚠️ *HINWEIS: Wenn ein Baby sehr schnell geboren wird, fängt es manchmal nicht selbstständig an zu atmen. Wenn das Baby blau anläuft, sich nicht bewegt und nicht schreit, müssen Sie es vielleicht durch Reiben der Fußsohlen oder des Rückens anregen. Ist immer noch keine Hilfe eingetroffen, müssen Sie die Nabelschnur durchschneiden:*

- Die Nabelschnur muss an zwei Stellen abgeklemmt werden, um Blutverlust auf Seiten des Babys oder der Mutter zu vermeiden.
- Binden Sie die Nabelschnur an zwei Stellen (in einem Abstand von etwa 2,5 Zentimetern) mit Schnürsenkeln o. ä. fest zu.
- Durchtrennen Sie die Nabelschnur zwischen den Knoten mit einem sauberen Taschenmesser oder einer Schere.
- Wenn noch immer keine Hilfe eingetroffen ist, sind Sie auch für die Nachgeburt zuständig.
- Ein Teil der Nabelschnur ist immer noch mit der Plazenta verbunden und hängt aus der Scheide der Mutter heraus.
- Sie brauchen nicht daran zu ziehen. Die Plazenta wird normalerweise innerhalb von 30 Minuten nach der Geburt des Babys ausgestoßen.
- Wenn sie spontan abgeht, wird sie normalerweise von Blut und Blutklumpen begleitet. Keine Panik! Der Körper der Mutter schickt immer noch viel Blut zur Gebärmutter, bis er merkt, dass das nicht mehr notwendig ist.
- Nach dem Abgang der Plazenta zieht sich die Gebärmutter schnell zusammen. Dadurch wird der Blutfluss erheblich reduziert. Falls die Blutung immer noch sehr stark ist, massieren Sie kräftig den Bauch Ihrer Partnerin. Durch die Massage wird die Gebärmutter zu Kontraktionen angeregt.

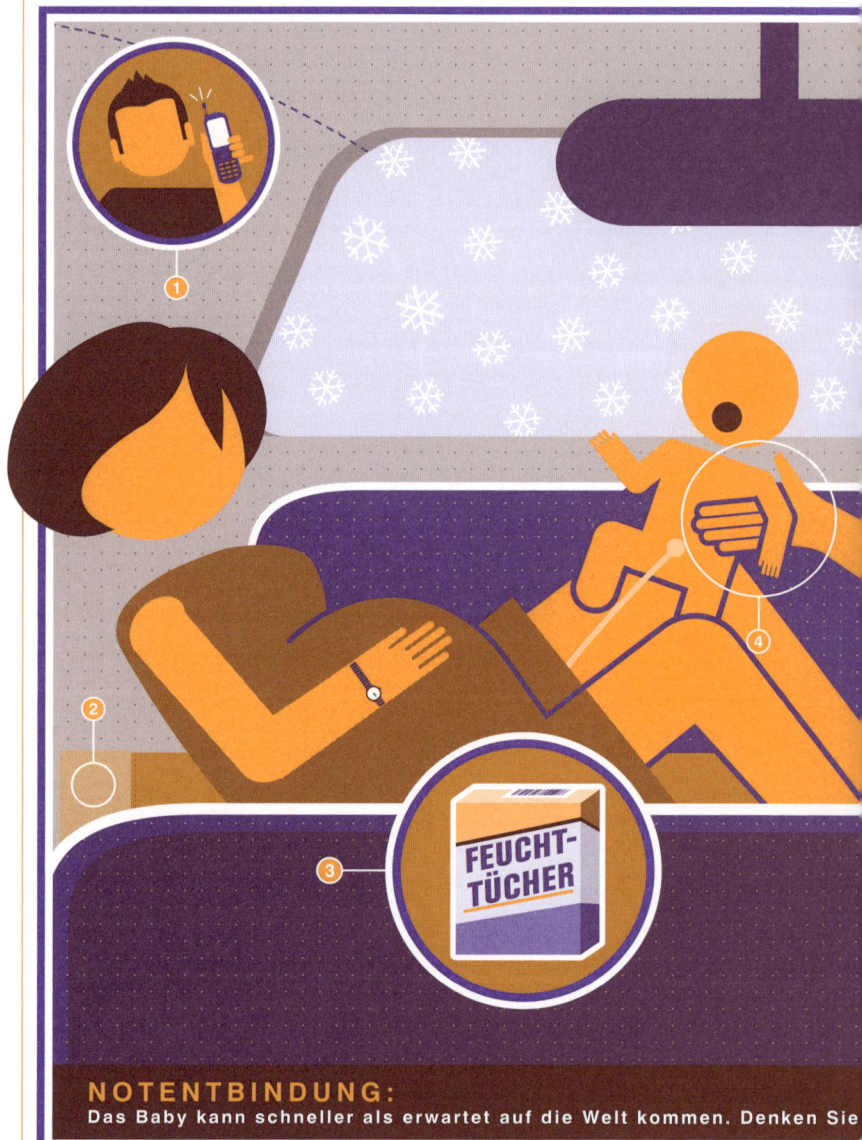

NOTENTBINDUNG:
Das Baby kann schneller als erwartet auf die Welt kommen. Denken Sie

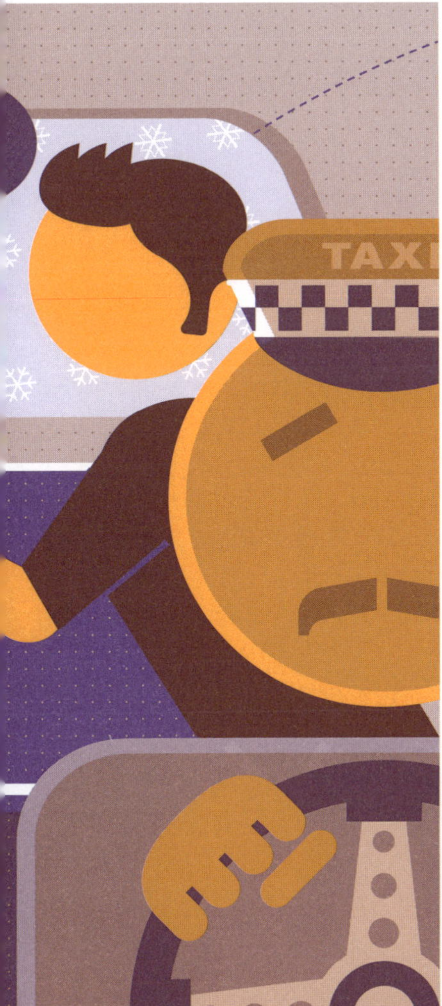

1. Krankenwagen rufen.

2. Helfen Sie Ihrer Partnerin, sich auf den Rücksitz zu legen und breiten Sie ein sauberes Handtuch unter ihrem Po aus.

3. Reinigen Sie, wenn möglich, Ihre Hände, und gehen Sie in Habachtstellung.

4. Sobald der Kopf sichtbar wird, ist eventuell Unterstützung erforderlich. Legen Sie Ihre Hände unter die Achseln des Babys und ziehen Sie sanft.

5. Halten Sie das Baby warm durch Einwickeln in ein Handtuch oder Hemd.

6. Geben Sie das Baby der Mama.

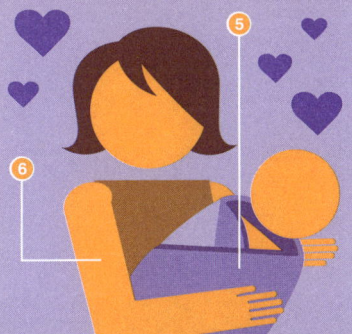

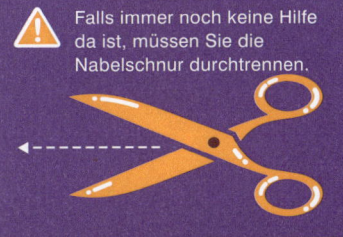

⚠ Falls immer noch keine Hilfe da ist, müssen Sie die Nabelschnur durchtrennen.

an den Geburtsvorbereitungskurs und bewahren Sie Ruhe!

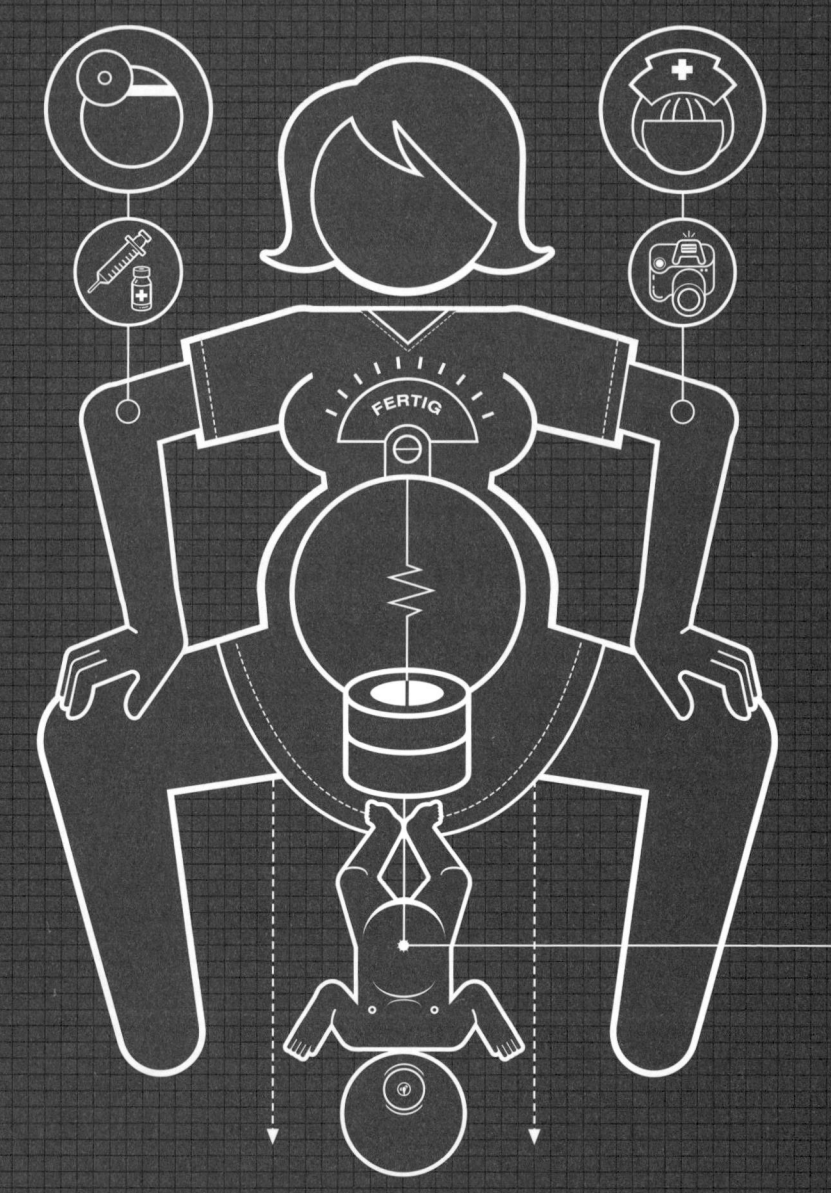

Kapitel 7

Das große Finale – das Baby kommt

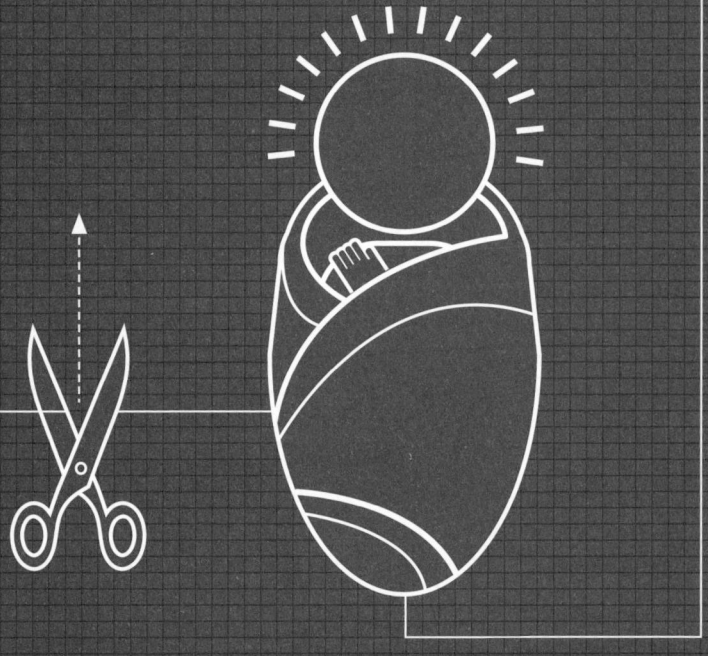

Eine Geburt ist eine faszinierende Kombination aus dem Alltäglichen und dem Außergewöhnlichen. Frauen, denen diese Erfahrung zum ersten Mal bevorsteht, fragen sich, wie es sein wird (und wissen genau, dass sie sich diese Frage nicht beantworten können.) Werde ich es durchstehen? (Ja, das werden Sie.) Werde ich schreien oder ruhig und konzentriert sein? (Versuchen Sie sich daran zu erinnern, wie all das vor 40 Wochen begonnen hat…) Wird es wirklich so schwer wie in all den Geschichten, die mir erzählt worden sind? (Für die meisten Frauen nicht.) Kann ich entspannt bleiben und eine wunderschöne Geburtserfahrung haben? (Das werden Sie bald wissen.)

Mütter lieben es, von ihren Geburten zu erzählen. Darum werden Sie im neunten Monat schon fast alle Variationen dieses Themas gehört haben. Und natürlich hören wir alle gern die Geschichten, in denen die Frau gelassen bleibt, sich von ihren Urinstinkten leiten lässt und den ganzen Vorgang als intensiv und bereichernd erlebt. Aber nichts ist so beruhigend wie die Versicherung einer ansonsten eher ängstlichen Freundin, dass jede Frau es schaffen kann, wenn sie es auch geschafft hat. Es hilft auch, neue Prioritäten im Hinblick auf Sorgen und Ängste zu setzen, wenn erfahrene Mütter darauf hinweisen, dass die Geburt im Vergleich zum Stillen der reinste Spaziergang sei.

Wenn der Geburtstermin heranrückt, sollten Sie innehalten, all die Menschen um Sie herum wahrnehmen und sich die Frauen vorstellen, von denen sie geboren wurden. Es ist ein lustiges Experiment, jeden in den Säuglingszustand zurückzuversetzen. Diese Übung hilft Ihnen vielleicht, sich klarzumachen, dass der Körper einer Frau auf eine Geburt eingerichtet ist und weiß, was zu tun ist. Bald sind Sie an der Reihe! Entspannen Sie sich und genießen Sie diese besondere Zeit. Freuen Sie sich über den kleinen Menschen, der in Ihnen wächst. Später wird Ihnen bewusst werden, wie kurz diese Zeit war!

Die Geburt kündigt sich an

Sie haben es in so vielen Filmen gesehen: die plötzliche Erkenntnis, dass die Schwangere im Eiltempo ins Krankenhaus gebracht werden muss. Sie selbst wird zur Furie (»Das hast du mir angetan!«), krümmt sich vor Schmerzen und hält in ihrem Stöhnen nur inne, um ihren unglücklichen Ehemann zu beschimpfen, der plötzlich alles vergessen hat, was er im Lamaze-Kurs gelernt hatte, die Krankenhaustasche an der Tür stehen lässt und das Auto unweigerlich direkt in einen Stau lenkt, wo er selbst zum Geburtshelfer werden muss.

In Wirklichkeit erhalten die meisten Paare genügend Warnsignale, um zu begreifen, dass es ernst wird. Niemand weiß genau, wodurch die Geburt ausgelöst wird, aber es gibt einige Anzeichen, die erkennen lassen, dass sie unmittelbar bevorsteht. Hier einige untrügliche Zeichen:

Der errechnete Geburtstermin ist erreicht: Statistisch gesehen ist der errechnete Termin auch das Datum mit der höchsten Geburtswahrscheinlichkeit. Die meisten Frauen entbinden irgendwann zwischen der 37. und 42. Woche. Der tatsächliche Geburtstermin stimmt selten mit dem errechneten überein, aber dennoch liefert der errechnete Termin einen nützlichen Anhaltspunkt. Wenn der im Kalender angekreuzte Tag näher rückt, sollten Sie besonders aufmerksam auf die Signale Ihres Körpers achten. Seien Sie darauf gefasst, (mit Panik durchsetzte) Aufregung zu verspüren, wenn der vorgesehene Geburtsmonat anbricht.

»Einstellen«: Wenn das Baby »sinkt« und sich mit dem Kopf im Becken einstellt, bereitet es sich auf den Weg durch den Geburtskanal vor. Dieses Zeichen kann allerdings irreführend sein, da es bei manchen Frauen schon Tage oder Wochen vor der Geburt, bei anderen wiederum erst während der Geburt auftritt. Doch wenn die Vorwehen häufiger und stärker werden, schieben sie das Baby ins Becken, wodurch Druck auf den Muttermund erzeugt wird, der daraufhin weicher wird und sich verkürzt.

Weicher Stuhl: Durch Prostaglandine ausgelöste hormonelle Veränderungen können vor der Geburt weichen Stuhlgang verursachen. Das hat durchaus seinen Sinn: Der Darm wird geleert, um Platz für den Durchtritt des Babys zu schaffen.

Blasensprung: Wenn die Fruchtblase (spontan im Verlauf der Geburt oder durch einen ärztlichen Eingriff) aufreißt, kommt das Baby innerhalb von 24 bis 48 Stunden zur Welt. Die meisten Ärzte warten wegen des Infektionsrisikos nicht länger als 24 Stunden, nachdem sich die schützende Hülle des Babys der Außenwelt geöffnet hat (besonders, wenn der errechnete Termin ohnehin erreicht ist).

Der Blasensprung

Wenn Ihre Fruchtblase platzt, ist das eine recht feuchte Angelegenheit. Sie haben keine Kontrolle darüber, wann und wo es passiert. Im dritten Trimester enthält die Fruchtblase etwa einen Liter Fruchtwasser, durch das das Baby im Mutterleib abgepolstert wird. (Gießen Sie mal einen Liter Wasser auf den Küchenboden, um eine Vorstellung von der Flüssigkeitsmenge zu bekommen.) Dabei sollten Sie aber Folgendes bedenken:

- Bei manchen Frauen tritt nur wenig Fruchtwasser aus.
- Das Fruchtwasser tropft ständig weiter, weil es vom Körper nachproduziert wird.
- Bei manchen Frauen findet kein spontaner Blasensprung statt. In diesem Fall wird der Arzt zur Anregung der Wehentätigkeit die Fruchtblase mit einem langen Plastikhaken eröffnen.

HINWEISE AUF DIE BEVORSTEHENDE GEBURT

MÄRZ 19

ERSTE ANZEICHEN DER GEBURT

1. Errechneter Geburtstermin
2. Babys Kopf stellt sich im Becken ein
3. Weicher Stuhlgang
4. Blasensprung

■ Die Flüssigkeit sollte klar sein. Wenn sie dunkel (braun, grün oder gelb) gefärbt ist, kann das darauf hindeuten, dass Ihr Baby seinen ersten Stuhlgang im Mutterleib hatte, was manchmal ein Indikator für Stress ist. Rufen Sie sofort Ihren Arzt an.

✚ *DOC-INFO: Verstärkter Ausfluss ist gegen Ende der Schwangerschaft völlig normal. Etwa zehn bis zwanzig Prozent der Schwangeren haben in diesem Stadium so starken Ausfluss, dass sie ständig Binden tragen müssen. Scheide und Muttermund sind im dritten Trimester stärker durchblutet, und die Scheidendrüsen produzieren viel Sekret. Manchmal ist nicht klar erkennbar, ob es sich um Ausfluss handelt oder ob der Blasensprung stattgefunden hat. Ich rate meinen Patientinnen, sich trocken zu tupfen und umherzugehen. Wenn weiterhin Flüssigkeit an Ihren Beinen herunterläuft, sollten Sie den Arzt anrufen.*

»Zeichnen«: Wenn der Muttermund durch Kontraktionen aufgelockert und verkürzt wird, löst sich der Schleimpfropf, der die Gebärmutter vor eindringenden Keimen geschützt hat. Er ist meistens mit etwas Blut durchsetzt. Der Abgang blutigen Schleims wird »Zeichnen« genannt. Er bedeutet zwar nicht immer, dass die Geburt unmittelbar bevorsteht, ist aber in jedem Fall ein Hinweis darauf, dass die Dinge in Gang kommen. Darüber hinaus können durch platzende Kapillargefäße im Muttermund (auch durch Sport, Sex oder sogar Pressen beim Stuhlgang verursacht) leichte Blutungen ausgelöst werden. Wenn Sie Zweifel haben, ob die Blutung normal ist, rufen Sie Ihren Arzt an.

Rückenschmerzen: Diese Schmerzen können auftreten, wenn Ihr Baby nicht Ihrer Wirbelsäule zugewandt ist oder wenn sein Kopf bei Wehenbeginn gegen Ihre Wirbelsäule drückt.

Wehen: Vorwehen dienen dem »Aufwärmen« vor der eigentlichen Geburt. Sie können mehrmals einsetzen und wieder aufhören und klingen oft ab, wenn Sie aktiver sind (z.B. umhergehen). Frühe Wehen treten unregelmäßig und in wechselnder Intensität auf. Manche sind so stark, dass Ihnen die Luft wegbleibt, andere fühlen sich wie leichte Krämpfe an. Manche treten im Abstand von drei bis fünf, andere im Abstand von zehn bis fünfzehn Minuten auf. Wenn Sie sich fünfzehn Minuten lang am Telefon mit Ihrem Arzt darüber unterhalten können, ob Sie Wehen haben oder nicht, und Sie das Gespräch nicht wegen einer Wehe unterbrechen müssen, ist es wahrscheinlich falscher Alarm.

Lernen Sie Ihre Wehen kennen

Die ersten Wehen treten etwa alle 20 Minuten auf und dauern jeweils circa 30 Sekunden.

■ Frühe Wehen können sich wie Menstruationsbeschwerden mit ausstrahlendem Schmerz anfühlen. Ihr Gebärmuttermuskel arbeitet daran, den Muttermund auf zehn Zentimeter zu eröffnen.

■ Spätere Wehen überschreiten die Skala schwerer Menstruationskrämpfe und erreichen eine Intensität, die Sie bis dahin nicht für möglich gehalten hätten.

■ Sie wissen, dass es echte Wehen sind, wenn diese sich verstärken und ein fester Rhythmus von starken Kontraktionen im Abstand von drei bis fünf Minuten entsteht.

Es gibt keine feste Regel dafür, wann Sie im Krankenhaus eintreffen sollten. Wenn Sie seit einer Stunde im Abstand von fünf Minuten Wehen haben, wird niemand Sie auslachen, wenn Sie an der Tür zur Entbindungsstation klingeln. Besprechen Sie mit Ihrem Arzt einen zeitlichen Ablauf, der den Weg zum Krankenhaus berücksichtigt.

■ Wenn Sie in der Nähe des Krankenhauses wohnen, können Sie warten, bis Ihre Wehen eine Stunde lang im Abstand von fünf Minuten auftreten, bevor Sie sich auf den Weg machen.

■ Wenn die Fahrt zur Klinik dagegen 45 Minuten dauert, sollten Sie bereits aufbrechen, wenn die Wehen noch in größeren Abständen kommen.

Sprechen Sie alles im Voraus durch, damit Sie nicht in Panik geraten, wenn die Wehen einsetzen. Sobald echte Wehen kommen, weitet sich der Muttermund bei den meisten Frauen um ein bis zwei Zentimeter pro Stunde. Es dauert also sechs bis acht Stunden, bevor die Presswehen einsetzen. (War Ihr Muttermund allerdings beim letzten Arztbesuch schon auf vier Zentimeter geöffnet, sollten Sie lieber etwas früher im Krankenhaus eintreffen.)

⊕ *DOC-INFO: Ich erkläre werdenden Eltern (insbesondere beim ersten Kind) immer, dass mit einigen falschen Alarmen zu rechnen ist. Meine Frau ist selbst Frauenärztin – sogar sie hat mich bei jedem unserer drei Kinder dazu gebracht, einige Male umsonst ins Krankenhaus zu fahren. Wenn sie richtige Wehen nicht erkennt, wer dann? Ein falscher Alarm ist auf jeden Fall einer notfallmäßigen Entbindung am Straßenrand vorzuziehen!*

Richtiges Timing ist alles

Wie misst man die Abstände zwischen den Wehen? Es gibt zwei Methoden. Entscheiden Sie sich für eine, damit Sie den Fortschritt bei der Geburt feststellen können.

Methode 1

[**1**] Achten Sie darauf, wann die Wehe beginnt und wie lange sie dauert, bspw. 30 bis 60 Sekunden.

[2] Achten Sie dann auf die Zeit bis zum Beginn der nächsten Wehe. Wenn bis dahin neun Minuten vergehen, dann liegen die Wehen zehn Minuten auseinander.

[3] Es kann etwas unübersichtlich werden, wenn die Wehen in kürzeren Abständen auftreten. Stoppen Sie weiterhin die Zeit vom Beginn einer Wehe bis zum Beginn der nächsten.

[4] Wenn eine Wehe eine volle Minute dauert und zwischen den Wehen nur drei Minuten liegen, sind sie vier Minuten auseinander. In diesem Stadium kann es schwierig werden, sich auf die Uhr zu konzentrieren. Bitten Sie einen Ihrer Geburtsbegleiter, die Zeit zu stoppen.

Methode 2
Wie oben, mit dem Unterschied, dass Sie die Zeit vom Ende einer Wehe bis zum Beginn der nächsten stoppen.

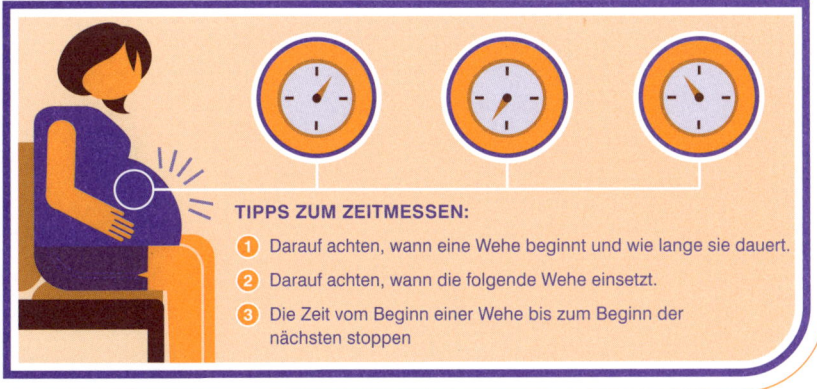

TIPPS ZUM ZEITMESSEN:
1. Darauf achten, wann eine Wehe beginnt und wie lange sie dauert.
2. Darauf achten, wann die folgende Wehe einsetzt.
3. Die Zeit vom Beginn einer Wehe bis zum Beginn der nächsten stoppen

Ankunft in der Klinik oder im Geburtshaus

Wenn die Wehen ernsthaft in Gang gekommen sind, ist es Zeit, sich im Krankenhaus oder Geburtshaus einzufinden. Manche Babys wollen allerdings keine Zeit mit Anmeldeformalitäten verschwenden, wenn es um ihren großen Auftritt geht!

Der Aufnahmeprozess mag unterschiedlich sein, aber dann gibt es einige typische Abläufe. Erkundigen Sie sich, ob in der Klinik Ihrer Wahl die Möglichkeit besteht, sich vorab vorzustellen, alles Wichtige im Hinblick auf die Geburt zu besprechen und die Anmeldeformalitäten (einschließlich des Unterzeichnens der Einverständniserklärung für medizinische Eingriffe) zu erledigen. Ihr Arzt stellt Ihnen für einen solchen Gesprächstermin eine Überweisung aus. Unabhängig davon sollten Sie beim Eintreffen auf der Entbindungsstation auf jeden Fall Ihren Mutterpass bei sich haben.

■ Auf der Entbindungsstation wird man Sie bitten, ein Krankenhaushemd anzuziehen. Die Geburt ist kein steriler Prozess – vielleicht verbrauchen Sie sogar zwei Hemden.

■ Möglicherweise werden Blutdruck, Puls und Temperatur gemessen, und Sie müssen eine Urin- oder Blutprobe abgeben.

■ Sie werden gefragt, in welchen Abständen und seit wann Ihre Wehen auftreten, ob und wann ein Blasensprung stattgefunden hat, ob es während Ihrer Schwangerschaft irgendwelche Komplikationen gegeben hat und ob bei Ihnen chronische Erkrankungen vorliegen.

■ Bei einer gynäkologischen Untersuchung wird festgestellt, wie weit Ihr Muttermund schon geöffnet und verstrichen ist.

■ Möglicherweise werden Sie an einen Wehenschreiber angeschlossen. Sie können darum bitten, dass die Wehen nicht ständig, sondern nur gelegentlich überwacht werden, um durch die Kabel nicht in Ihrer Bewegung eingeschränkt zu sein. Das Gerät überwacht die Herzfrequenz Ihres Babys sowie die Dauer der Wehen, um festzustellen, wie das Baby die Wehen verkraftet.

■ Vielleicht wird Ihnen – für den Fall, dass Sie später eine Narkose, Schmerzmittel oder Infusionen benötigen – prophylaktisch ein venöser Zugang gelegt. Falls die Geburt eingeleitet wird, werden die Wehen auslösenden Medikamente auf diesem Weg zugeführt. Wenn eine Streptokokkeninfektion vorliegt, erhalten Sie über den venösen Zugang Antibiotika.

DOC-INFO: Werdende Eltern erstellen oft einen Geburtsplan, aber ich bitte sie immer, diesen nur als eine Liste mit ihren Präferenzen zu betrachten. Babys – und ihre Reaktionen auf den Geburtsprozess – sind nicht steuerbar. Bleiben Sie flexibel! Wenn Sie sich eine natürliche Geburt wünschen, aber der Geburtsvorgang nicht voranschreitet, muss möglicherweise mit Wehen auslösenden Mitteln nachgeholfen werden. Wenn es dem Baby nicht gut geht, ist es sicherer, Sie ständig im Liegen zu überwachen. Vertrauen Sie in dieser Situation Ihrem Arzt und Ihrer Hebamme!

EXPERTENTIPP: Starten Sie Ihre Telefonkette zur Verbreitung der Nachricht, dass Sie entbinden, erst, wenn der Arzt Ihnen gesagt hat, dass Sie in der Klinik bleiben sollen. Viele Schwangere werden noch einmal nach Hause geschickt, weil der Vorgang noch nicht weit genug vorangeschritten ist oder keine echten Wehen vorliegen.

Die Geburt nimmt ihren Lauf

Sobald Sie auf der Entbindungsstation aufgenommen wurden, begeben Sie sich in einen Wehenraum oder, wenn die Geburt schon weiter fort-

geschritten ist, in den Kreißsaal. Hier ein Überblick über das, was Sie in den nächsten Stunden erwartet:

■ Bei Erstgebärenden dauert die Geburt normalerweise etwa zehn Stunden: etwa neuneinhalb Stunden für die erste Phase, 30 Minuten für die zweite und etwa fünf Minuten für die dritte Phase (siehe unten).

■ In Ausnahmefällen kann sich bei Erstgebärenden die erste Phase auch über 25 (oder mehr) Stunden, die Pressphase über ein bis zwei Stunden und die Nachgeburt über 30 Minuten erstrecken.

■ Bei nachfolgenden Geburten geht es normalerweise etwas schneller (erste Phase sieben bis acht Stunden, zweite Phase etwa acht Minuten und dritte Phase etwa fünf Minuten). Das liegt daran, dass der Muttermund beim zweiten oder dritten Mal schneller auf die Wehensignale reagiert und nach der ersten Dehnung elastischer ist.

Phase 1

An diese Phase denken die meisten Menschen, wenn sie sich eine Geburt vorstellen, obwohl sie nur ein Drittel des Prozesses ausmacht. Diese längste Geburtsphase, die Eröffnungsphase, umfasst drei Abschnitte: Anfangsphase (0–3 Zentimeter Eröffnung), aktive Phase (3–7 Zentimeter) und Übergangsphase (7–10 Zentimeter).

Anfangsphase

Viele gesunde Frauen, die keine Risikoschwangerschaft erleben, gehen weiterhin ihren normalen Aktivitäten nach und verbringen diese erste Phase, in der der Muttermund weicher und dünner wird, noch zu Hause.

So fühlen Sie sich: Sie haben unregelmäßige Wehen, deren Intensität von »leichten Krämpfen« bis hin zu »heftigen Schmerzen« reichen kann. Diese Phase ist für Sie vielleicht etwas schwer einzuschätzen, weil es 12–24 Stunden dauern kann, bis sich ein fester Rhythmus einstellt. Entspannen Sie sich mithilfe einer warmen Dusche oder bitten Sie Ihren Partner, Ihren Rücken oder Ihre Hüften zu massieren.

Aktive Phase

Wenn die aktive Phase beginnt, fühlen Sie sich wahrscheinlich in der Klinik oder im Geburtshaus, wo der Fortschritt der Geburt regelmäßig überprüft werden kann, wohler.

So fühlen Sie sich: Ihr Körper setzt während dieses Prozesses Endorphine als natürliche Schmerzmittel frei, aber Sie können auch um schmerzstillende Medikamente bitten (siehe »Schmerzbekämpfung« auf Seite 190ff.). Warten Sie mit Ihrer Bitte nicht bis zur Übergangsphase – dann könnten die Schmerzmittel nicht mehr wirken. Aufgrund der großen Anstrengung, die es für Ihren Körper bedeutet, den Gebärmuttermuskel stundenlang immer wieder zu kontrahieren, kann es zu Zittern und Erbrechen kommen.

Übergangsphase

Die Wehen treten schließlich alle zwei Minuten auf und dauern am Ende der Übergangsphase 90 Sekunden – die Gebärende hat also nur 30 Sekunden Zeit, um sich zu erholen. (In dieser Phase gelangen die meisten Männer zu der Überzeugung, dass sie unter keinen Umständen ein Baby gebären könnten. Das Durchhaltevermögen ihrer Partnerin versetzt sie in Erstaunen!)

So fühlen Sie sich: Wenigstens ist die Übergangsphase die kürzeste Phase der Geburt. Die meisten Frauen sind in dieser intensiven Phase sehr konzentriert und wissen genau, was ihnen Erleichterung verschafft. Geburtsbegleiter, haltet euch bereit! Wenn Sie sich für eine natürliche Geburt entschieden haben, verlassen Sie sich jetzt auf die Entspannungstechniken, die Sie in den letzten Wochen erlernt haben.

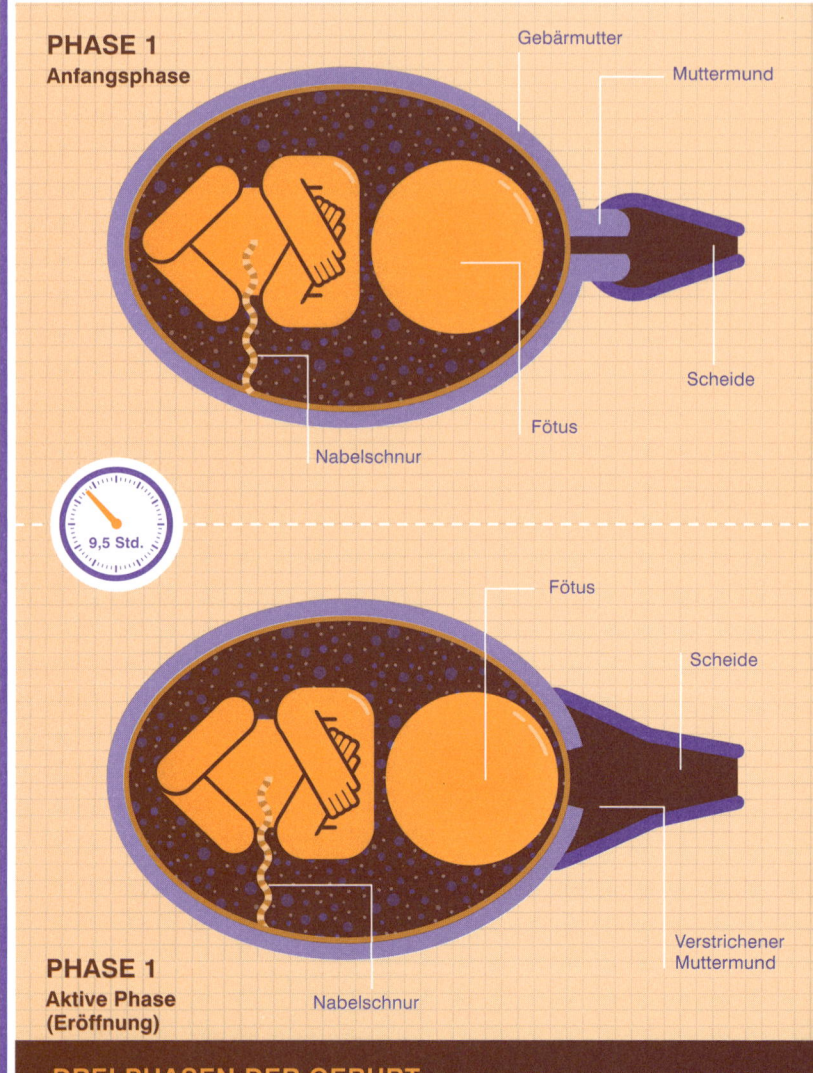

PHASE 1
Anfangsphase

Gebärmutter

Muttermund

Scheide

Fötus

Nabelschnur

9,5 Std.

Fötus

Scheide

Verstrichener
Muttermund

PHASE 1
Aktive Phase
(Eröffnung)

Nabelschnur

DREI PHASEN DER GEBURT: Bei Erstgebärenden meist etwa 10 Stunden

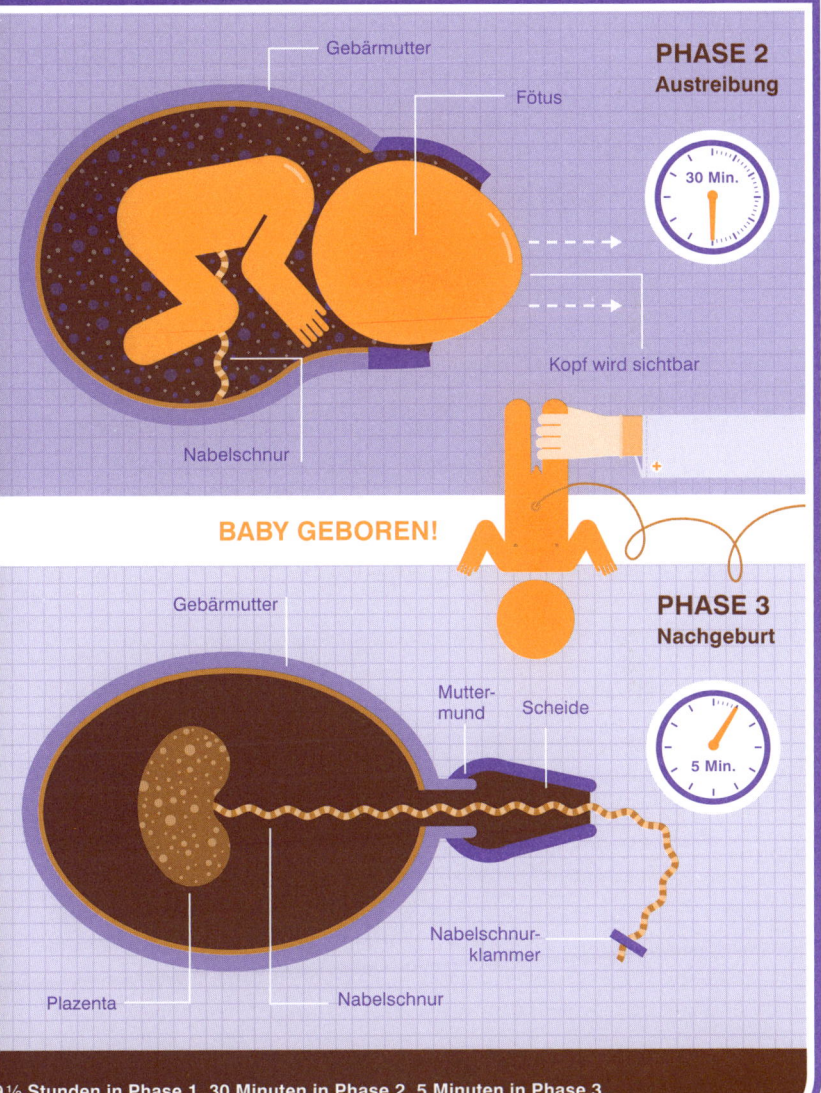

Gebärmutter

Fötus

PHASE 2
Austreibung

30 Min.

Kopf wird sichtbar

Nabelschnur

BABY GEBOREN!

Gebärmutter

Mutter-
mund

Scheide

PHASE 3
Nachgeburt

5 Min.

Nabelschnur-
klammer

Plazenta

Nabelschnur

½ Stunden in Phase 1, 30 Minuten in Phase 2, 5 Minuten in Phase 3.

Phase 2

Phase 2 beginnt, wenn der Muttermund vollständig eröffnet ist und die Gebärende das Baby nach unten durch den Geburtskanal hinausschiebt.

So fühlen Sie sich: Zwischen Phase 1 und Phase 2 erleben Sie womöglich eine kurze Ruhepause, ehe Sie den Pressdrang spüren. Die Hebamme wird Ihnen sagen, wann der Muttermund vollständig eröffnet ist und Sie dem Pressdrang nachgeben dürfen. Die Wehen verlangsamen sich in diesem Stadium – manche Frauen sind so müde, dass sie zwischen den Presswehen einnicken. Während das Baby im Geburtskanal nach unten rutscht, spüren Sie starken Druck auf den Enddarm. (Bei vielen Frauen geht zu diesem Zeitpunkt Stuhl ab, was bedeutet, dass sie in die richtige Richtung pressen.) Wenn der Kopf des Babys zu sehen ist, spüren Sie möglicherweise ein Brennen am Scheidenausgang. Nach dem Durchtritt des Kopfs rutscht der restliche Körper meist problemlos heraus.

Phase 3

Diese Phase, die sogenannte Nachgeburt, nehmen Sie vielleicht gar nicht wahr, weil Sie zu diesem Zeitpunkt Ihr Baby im Arm halten und stillen oder noch etwas betäubt von den eventuell verabreichten Schmerzmedikamenten sind. Die Nachgeburt erfolgt meist innerhalb von 30 Minuten nach der Geburt des Babys. Der Arzt oder die Hebamme untersucht die Plazenta auf Vollständigkeit. Löst sich die Plazenta nicht spontan oder nicht vollständig, ist eine manuelle Lösung bzw. eine Ausschabung erforderlich, um Blutungen oder eine Infektion zu verhindern.

So fühlen Sie sich: Benommen. Freudig erregt. Wund. Erleichtert. Erschöpft. Herzlichen Glückwunsch, Sie haben es geschafft! Jetzt können Sie Ihr Baby bestaunen. Es mag ein rotgesichtiges, brüllendes

Bündel sein, das kaum die Augen öffnet, aber es gehört Ihnen – zumindest während der nächsten 18 Jahre!

Wie sieht ein Neugeborenes aus?

Zunächst einmal sei darauf hingewiesen, dass all diese »Neugeborenen« aus dem Fernsehen Schauspieler sind. Wenn ihr Agent ihnen eine Rolle in einem Film verschafft, sind sie meistens schon mehrere Monate alt. Kein Regisseur würde ein echtes Neugeborenes auf den Bildschirm bringen. Sie sind nicht fotogen, und zwar aus folgenden Gründen:

■ Bei einer Geburt geht es nicht völlig steril zu – da gibt es Fruchtwasser, Käseschmiere, Stuhlgang und Urin der Mutter und manchmal auch viel Blut (nicht wie bei einem harmlosen Schnitt in den Finger, sondern große Mengen Blut!). Deshalb bietet das Baby oft einen recht, nun ja, erstaunlichen Anblick.

■ Neugeborene haben häufig einen kegelförmigen Kopf, weil ihre Schädelknochen weich und biegsam sind, damit sie sich durch den Geburtskanal schieben können. Aber keine Sorge, der Kopf wird mit der Zeit runder! (Bis dahin behelfen Sie sich einfach mit einem dieser süßen Babymützchen.)

■ Bei vielen Babys hinterlässt der Durchtritt durch den Geburtskanal Druckstellen an Gesicht, Kopf und Körper. Bei manchen sieht die Nase ein oder zwei Tage lang zusammengedrückt aus.

■ Augen und Genitalien sind am Anfang oft geschwollen.

■ Die Haut kann schlaff sein, wenn das Baby übertragen wurde.

■ Sie kann trocken, fleckig und mit Ausschlag bedeckt sein.

■ Babys können verschiedene dauerhafte oder temporäre Male auf der Haut haben. »Storchenbisse« sind erweiterte Blutgefäße im Nacken oder Gesicht. Sogenannte Mongolenflecke treten häufiger bei Babys mit dunkler Hautfarbe auf und verblassen mit der Zeit.

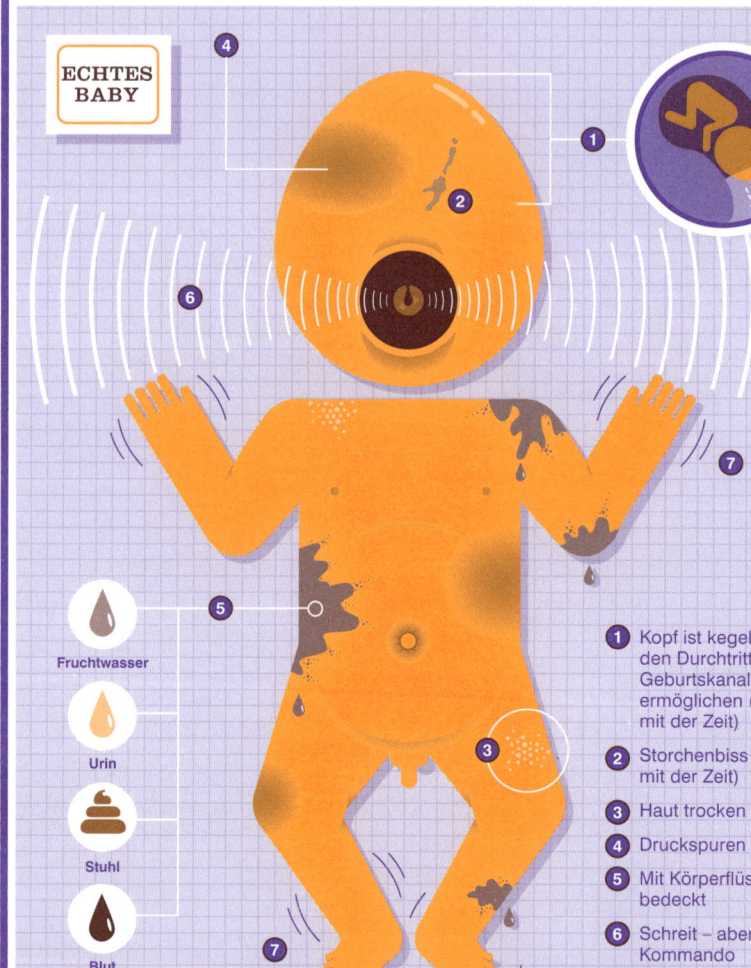

ECHTES BABY

Fruchtwasser

Urin

Stuhl

Blut

1. Kopf ist kegelförmig, u[...] den Durchtritt durch d[...] Geburtskanal zu ermöglichen (rundet s[...] mit der Zeit)

2. Storchenbiss (verblas[...] mit der Zeit)

3. Haut trocken und pick[...]

4. Druckspuren

5. Mit Körperflüssigkeite[...] bedeckt

6. Schreit – aber nicht au[...] Kommando

7. Windet und krümmt s[...]

WIE EIN NEUGEBORENES AUSSIEHT: Echte Babys sind weder hübs[...]

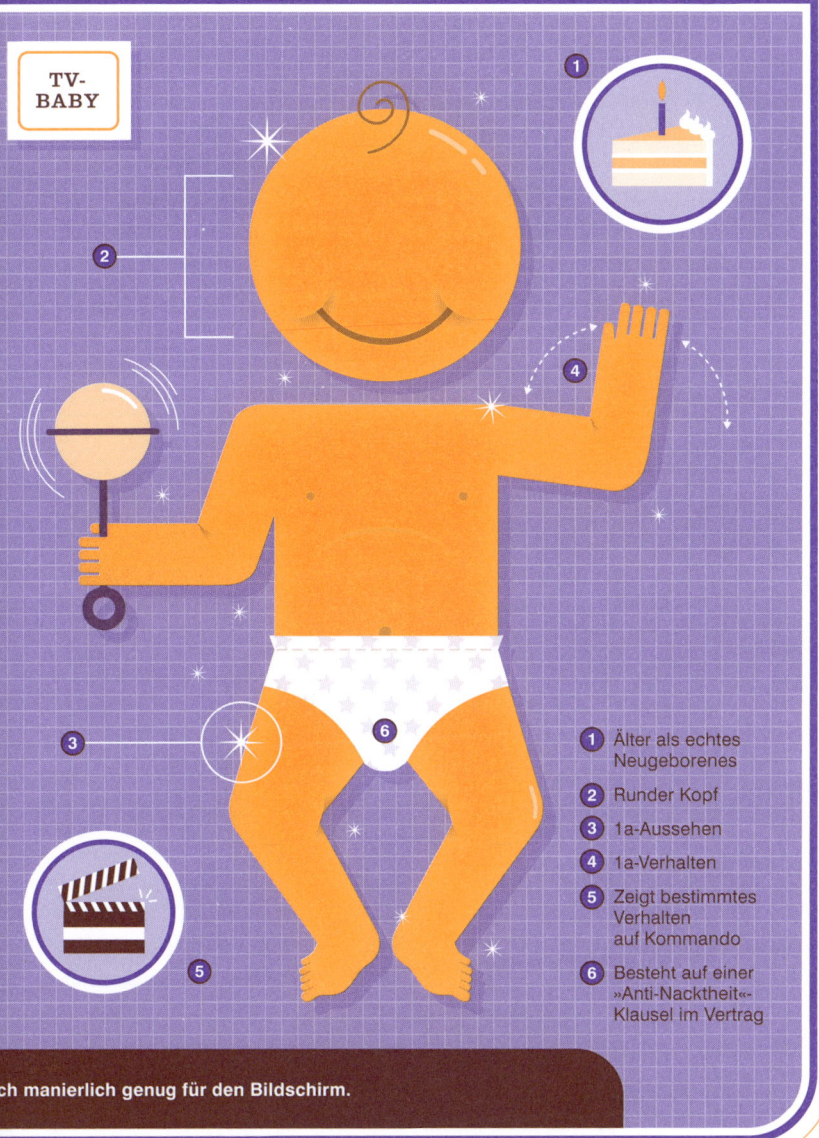

TV-
BABY

1 Älter als echtes
Neugeborenes

2 Runder Kopf

3 1a-Aussehen

4 1a-Verhalten

5 Zeigt bestimmtes
Verhalten
auf Kommando

6 Besteht auf einer
»Anti-Nacktheit«-
Klausel im Vertrag

...ch manierlich genug für den Bildschirm.

Schmerzbekämpfung

Während der Wehen fühlen Sie sich möglicherweise von der Intensität der Schmerzen überwältigt – und von dem Gedanken, dass es noch viel schlimmer wird, bevor eine Besserung eintritt. Stöhnen, Schreien, Keuchen, Erbrechen, Zittern und Schwitzen sind jetzt erlaubt. Alle im Raum Anwesenden unterstützen Sie bei Ihrer harten Arbeit. Im Folgenden lernen Sie einige Methoden zur Schmerzlinderung kennen, die Sie zu Hause oder in der Klinik, mithilfe des medizinischen Personals oder Ihrer Hebamme bzw. Doula, anwenden können.

Bleiben Sie so lange wie möglich zu Hause. Das gibt Ihnen die Möglichkeit, sich in der Anfangsphase mehr zu bewegen und Ihre gewohnte Umgebung zu nutzen. Sie können auf einem Gymnastikball sitzen, eine Dusche nehmen, in die Hocke gehen, umhergehen, Musik hören oder etwas essen.

Lenken Sie sich ab. Sehen Sie sich beruhigende Bilder an (von Haustieren, Kindern, Reisen), hören Sie Musik oder lassen Sie sich von Ihrem Partner die Hauptstädte Europas abfragen.

Atmen Sie ganz bewusst. Atmen Sie durch die Nase ein, wenn eine Wehe beginnt, und durch den Mund aus, während sie ihren Höhepunkt erreicht.

Gönnen Sie sich eine Massage. Lassen Sie sich von Ihrem Geburtsbegleiter mit kreisenden Bewegungen den Kreuzbeinbereich und die Hüften massieren. Besonders angenehm sind leichter Druck nach oben über dem Steißbein, Druck an den Hüften oder kreisende, sanft anhebende Bewegungen am Bauch. Auch Tennisbälle können zur Beruhigung und Entspannung kontrahierter Muskeln eingesetzt werden. Nacken und Schultern nicht vergessen – sogar Gesichtsmuskeln können massiert werden, um Spannung abzubauen.

Wenden Sie Wärme, Kälte und Feuchtigkeit an. Lassen Sie sich von Ihrem Partner je nach Vorliebe einen feuchten, kalten Waschlappen auf die Stirn oder ein angewärmtes Handtuch auf den Kreuzbeinbereich legen. Doulas schwören auf folgendes Hausmittel: Füllen Sie einen Strumpf mit Reis und erwärmen Sie ihn in der Mikrowelle oder kühlen Sie ihn im Gefrierfach. Wenden Sie ihn an, wo immer er Erleichterung bringt. Selbst eine kühle Getränkedose kann angenehm sein. Oder Sie setzen sich auf dem Gymnastikball in die Dusche und lassen das Wasser auf sich herabprasseln.

Wechseln Sie die Stellung. Lassen Sie sich von der Schwerkraft helfen, Ihr Baby in die beste Position zu bringen. Wenn Sie Ihr Baby auf dem freien Feld bekommen müssten, würden Sie sich wahrscheinlich in der Hockstellung gegen einen Baum lehnen oder den Vierfüßlerstand einnehmen. Seien Sie kreativ!

■ In der Hockstellung weitet sich das Becken, und das Baby wird nach unten geschoben.

■ Im Vierfüßlerstand verringert sich der Druck auf Ihren Rücken.

■ Manchen Frauen bringt es Erleichterung, zwischen den Oberschenkeln ihres (sitzenden) Partners zu hängen, wobei sie die Arme um seine Beine legen.

■ Oder Sie legen im Stehen die Hände um den Hals Ihres Partners und lassen sich dann »hängen«, sodass Ihr Rücken gedehnt wird. Sie können sich auch an einer in den Türrahmen geklemmten Stange festhalten und hin- und herschwingen.

■ Tauchen Sie in ein warmes, entspannendes Bad ein.

■ Legen Sie sich auf die Seite (meiden Sie die Rückenlage) oder setzen Sie sich in einen Schaukelstuhl oder auf die Toilette, wenn Ihnen das guttut.

Her mit der Betäubung!

Sie können den Arzt bitten, Ihnen während der Geburt Schmerzmittel zu verabreichen. Dafür gibt es gute Gründe:

■ Schmerzstillende Medikamente können Stress und Angst verringern – Gefühle, die den Geburtsprozess verzögern.

■ Sie können dazu beitragen, Ihre Energie für den Augenblick aufzusparen, in dem Sie das Baby herauspressen sollen.

■ Wenn die Geburt künstlich eingeleitet wurde, können Schmerzmittel die starken Wehenschmerzen lindern.

Hier ein Überblick über die möglichen Behandlungsmethoden und ihre Wirkungen:

Narkotische Schmerzmittel: Sie werden oft in der Anfangsphase eingesetzt. Vorteil: Sie mildern die Wehen ab, beeinträchtigen aber nicht die Muskelfunktionen, sodass Sie immer noch umhergehen können. Nachteil: Narkotische Medikamente treten in die Plazenta über und machen das Baby schläfrig, was seinen Übergang vom Mutterleib zur Außenwelt erschweren kann.

Periduralanästhesie (PDA): Betäubt die Nerven, die die Gebärmutter versorgen, ab der Stelle, an der sie aus der Wirbelsäule austreten. Die PDA ist eine Art intravenöser Katheter im Rücken. Vorteil: Sie kann längere Zeit an Ort und Stelle bleiben und nach Bedarf angepasst werden. Nachteil: Sie beeinträchtigt die Muskelkontrolle, und Sie können nicht umhergehen, günstigere Geburtspositionen einnehmen oder zur Toilette gehen.

⊕ *DOC-INFO: Ich weise meine Patientinnen immer darauf hin, dass die PDA zwar sehr sicher ist, aber dennoch Komplikationen nach sich ziehen kann. Bei Gebärenden, die an der Wirbelsäule operiert wurden oder an Blutgerinnungsstörungen leiden, ist sie nicht anwendbar. Ich vereinbare für meine Patientinnen am Anfang des dritten Trimesters einen Termin mit einem Anästhesisten, sodass alle offenen Fragen im Vorfeld geklärt werden können.*

Spinalanästhesie: Wird oft bei chirurgischen Eingriffen eingesetzt. Blockiert ebenso wie die PDA die Nerven, die die Gebärmutter versorgen. Vorteil: Statt eines Katheters wird eine einmalige Injektion angewendet. Sie ist eine gute Wahl für Frauen, die per Kaiserschnitt entbinden. Es ist eine sehr sichere Form der Anästhesie, wird aber in einem anderen Kontext verwendet als die PDA. Nachteil: Diese Form der Anästhesie ist nicht für den Langzeiteinsatz gedacht – ihre Wirkung hält nur ein bis zwei Stunden an.

Kaudal-, Sattel- und Pudendusblock: Diese betäubenden Injektionen wirken sich auf das Ende des Geburtskanals aus. Vorteil: Nützlich, wenn der Kopf des Babys durchtritt und die brennenden Schmerzen nur schwer zu ertragen sind, oder bei einer Notentbindung. Nachteil: Halten nicht lange an, was aber zu dem Zeitpunkt, zu dem sie verabreicht werden, auch nicht mehr nötig ist.

Vollnarkose: Diese Art der Narkose kann bei einem notfallmäßig durchgeführten Kaiserschnitt oder in einer

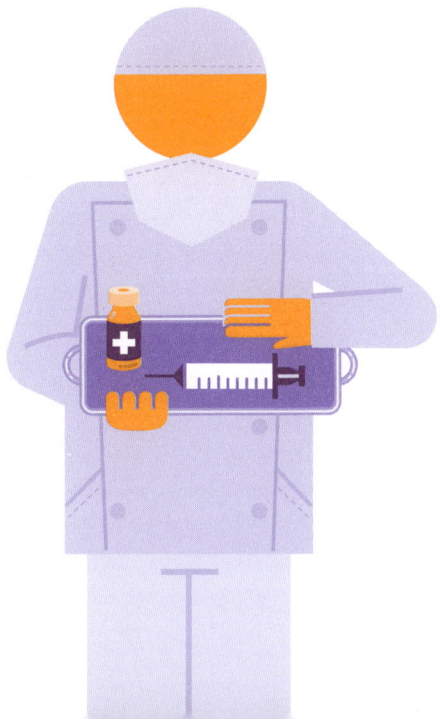

anderen Notsituation während der Entbindung eingesetzt werden, wenn keine Zeit mehr für eine PDA oder Spinalanästhesie ist. Vorteil: Wenn der Arzt der Meinung ist, dass Sie eine Vollnarkose brauchen und das der sicherste Weg ist, sollten Sie sich freuen, dass diese Möglichkeit besteht. Nachteil: Sie erleben die Geburt nicht bewusst. Zudem treten die Medikamente in die Plazenta über und machen das Baby nach der Geburt schläfrig.

Insider-Tipps: Energiesparmaßnahmen für Gebärende

Es gibt viele Dinge, vor denen Ihre geburtserfahrenen Freundinnen Sie zu warnen vergessen werden. Und auch Sie werden sich nach ungefähr einem Jahr an die meisten unangenehmen Details nicht mehr erinnern. Hier einige nützliche Ratschläge für die Geburt:

[1] Vergessen Sie das Essen nicht! Sie würden doch auch keine Tageswanderung in den Bergen antreten, ohne etwas gegessen zu haben. Für die Entbindung brauchen Sie eine ausreichende Kalorienzufuhr – es ist schließlich harte Arbeit!

[2] Essen Sie nicht zu viel. Die Gebärmutter ist ein großer Muskel, der sich regelmäßig zusammenzieht und dafür viel Sauerstoff und Nährstoffe verbraucht. Wenn Sie zu viel oder Schweres essen, wird es nicht richtig verdaut und kann Übelkeit verursachen. Ein weiterer Aspekt, der gegen eine reichhaltige Mahlzeit spricht: Wenn ein Kaiserschnitt durchgeführt werden muss, erhöht ein voller Magen das Risiko, dass Sie erbrechen und Erbrochenes einatmen – eine lebensbedrohliche Situation für Sie (nicht für das Baby).

[**3**] Essen und trinken Sie, was Ihnen guttut: Müsliriegel, Suppe, Nudeln, Kräcker, Wasser, isotonische Getränke. Wenn Sie schon wissen, dass Sie nach der Aufnahme im Krankenhaus nichts mehr essen dürfen, essen Sie etwas auf der Fahrt oder auf dem Weg zur Entbindungsstation.

[**4**] Halten Sie sich an Getränke wie Wasser und Dinge wie Eiswürfel oder Lutscher, nachdem die Wehen richtig in Gang gekommen sind.

[**5**] Trinken Sie ausreichend. Der Geburtsvorgang erfordert viel Flüssigkeit.

[**6**] Verausgaben Sie sich bei den Presswehen nicht zu sehr:

■ Pressen Sie durch die Wehe, wie Ihr Körper es Ihnen vorgibt. Entspannen Sie Ihr Gesicht; beißen Sie die Zähne nicht zusammen. Ihre Gesichtsmuskeln tragen nichts zur Geburt bei, also pressen Sie lieber nach unten. (Dadurch verhindern Sie auch, dass Äderchen in Ihren Augen und im Gesicht platzen.)
■ Halten Sie nicht den Atem an. Führen Sie dem Baby weiter Sauerstoff zu. Es muss die Geburt genauso wie Sie durchstehen.

Unterstützende medizinische Eingriffe

Ob Sie zu Hause, in einem Geburtshaus oder in der Klinik entbinden – das Ziel besteht immer darin, die Gesundheit des Babys und der Mutter zu erhalten. Idealerweise gelingt das ohne medizinische Eingriffe.

Bei manchen Geburten ist allerdings schnelles Eingreifen erforderlich, um drohende Gefahren abzuwenden. Manche Problemszenarien sind schon vor der Entbindung bekannt, wie z.B. Steiß- oder Querlage oder überdurchschnittliche Größe des Babys, Mangel an Fruchtwasser, Fehllage der Plazenta (Placenta praevia) oder eine übertragene Schwangerschaft. Andere – wie abgehendes Mekonium, eine Notsituation auf Seiten des Babys, sinkende Herzfrequenz, Geburtsstillstand oder Erschöpfung der Mutter – ergeben sich erst während der Geburt.

Vertrauen Sie darauf, dass Ihr Arzt weiß, was in diesen Situationen zu tun ist. Hier eine Auflistung von Behandlungsmethoden, um die Geburt voranzubringen:

Eipolablösung: Die Fruchtblase wird vom Gebärmutterhals abgelöst, wodurch Prostaglandine freigesetzt werden, die den Muttermund weich machen und Wehen auslösen.

Verabreichung von Prostaglandinen: Der Muttermund ist in unreifem Zustand hart und fest. Wenn er reift, wird er weich und dehnbar. Durch die Gabe von prostaglandinhaltigen Medikamenten wird die Reifung des Muttermunds gefördert, was wiederum Wehen auslöst.

Eröffnung der Fruchtblase: Die Fruchtblase wird mit einem Häkchen angestochen oder angeritzt. Der Kopf des Babys drückt dann direkt auf den Muttermund, wodurch dieser weicher und dünner wird und sich schneller öffnet.

Wehentropf: Wenn der errechnete Geburtstermin überschritten ist oder die Wehen aus einem anderen Grund ausgelöst werden müssen, bevor sie spontan auftreten, oder die Geburt zum Stillstand kommt (und das Baby zu wenig Sauerstoff erhält), kann zur Einleitung der Geburt eine Oxytocin-Infusion verabreicht werden.

Dammschnitt: Bei diesem kleinen chirurgischen Eingriff wird mehr Platz für den Durchtritt des kindlichen Kopfes durch den Geburtskanal geschaffen.

Eine Betäubung ist meist nicht erforderlich. Mit einer Schere wird ein gerader Schnitt vom Scheideneingang in Richtung After durchgeführt, wodurch das Risiko von Geweberissen sinkt.

⚠ *DOC-INFO: Etwa 90 Prozent aller Gebärenden müssen aufgrund eines Dammschnittes oder -risses genäht werden. Es gibt zwar Vorbehalte gegen routinemäßig vorgenommene Dammschnitte, aber in bestimmten Situationen ist dieses Vorgehen für die Mutter oder das Baby sicherer. Ob ein Dammschnitt erforderlich wird, ist erst erkennbar, wenn der Kopf des Kindes durchtritt. Ich versuche meine Patientinnen von einer prinzipiell ablehnenden Haltung abzubringen. Es ist gefährlich, in einem so dynamischen Kontext, in dem sich so viele Variablen innerhalb kurzer Zeit ändern können, unumstößliche Positionen zu beziehen.*

Zange oder Saugglocke: Mithilfe dieser Instrumente kann das Baby aus dem Geburtskanal geholt werden. Wenn trotz aller Anstrengung der Mutter kein Fortschritt erkennbar ist, kann es – je nach Position des Babys im Geburtskanal – ratsam sein, den Pressvorgang durch sanftes Ziehen mit einer Zange oder Saugglocke zu unterstützen. Die Zange besteht aus zwei miteinander verbundenen Löffeln, die am Kopf des Babys angelegt werden. Beim Einsatz der Saugglocke wird mithilfe einer Pumpe ein Unterdruck erzeugt, durch den die Glocke am Kopf fixiert wird. Normalerweise wird zunächst ein Dammschnitt vorgenommen, um Platz für Zange oder Saugglocke zu schaffen.

Diese Instrumente können auch eingesetzt werden, wenn eine Notsituation auf Seiten des Babys entsteht und eine schnelle Geburt erforderlich wird. Möglicherweise ist der Gedanke daran für Sie beunruhigend, doch diese Instrumente können das Leben des Babys retten und zur Vermeidung eines Kaiserschnitts beitragen.

Kaiserschnitt: Dieser größere chirurgische Eingriff wird im Operationssaal durchgeführt. Sie erhalten eine PDA, eine Spinalanästhesie oder eine Vollnarkose (falls für eine PDA keine Zeit bleibt). Der Chirurg führt einen quer verlaufenden Schnitt entlang der Bikinilinie durch und öffnet anschließend die Gebärmutter, um das Baby und die Plazenta herauszuholen. Falls Sie eine PDA bekommen haben, verspüren Sie ein Ziehen und Zupfen, aber keine Schmerzen. Ihr Partner kann Ihnen, mit einem OP-Kittel bekleidet, am Kopfende Beistand leisten. Der Blick auf das Operationsfeld ist durch ein Tuch versperrt, aber Sie sind die ganze Zeit über bei Bewusstsein. Nach der Operation brauchen Sie mehr Zeit, um sich zu erholen, als Frauen, die vaginal entbunden haben.

✚ *DOC-INFO: Der Parameter, den wir überwachen, um festzustellen, wie das Baby die Wehen verträgt, ist seine Herzfrequenz. Das ist fast so, als ob Sie zum Arzt gehen würden und er Ihren Gesundheitszustand nur anhand Ihres Pulses überprüfen könnte – kein sehr guter Indikator! Da ein Kaiserschnitt heute einen einfachen und relativ sicheren Eingriff darstellt, sollten Sie in Bezug auf die Gesundheit Ihres Babys keine Risiken eingehen, wenn seine Herzfrequenz auf Probleme schließen lässt.*

Den Augenblick festhalten

Vergessen Sie nicht, das große Finale im Bild festzuhalten. Ob Sie eine moderne Digitalkamera, einen altmodischen Fotoapparat oder ein Einwegmodell besitzen: Sie sollten es zur Hand haben. Hier einige Tipps:

[1] Packen Sie die Kamera oben in den Koffer. Nehmen Sie zur Sicherheit eine Einwegkamera mit – falls bei der anderen Kamera die Batterien leer sind oder sie in die Toilette fällt etc.

[2] Besprechen Sie mit Ihrem Partner im Voraus, was fotografiert werden soll und was nicht. Sie können eine Krankenschwester bitten, ein Gruppenbild der glücklichen Familie aufzunehmen, wenn sich alles ein wenig beruhigt hat. Auf dem Schnappschuss sollten nicht nur Sie, das Baby und die Hebamme zu sehen sein. Sorgen Sie dafür, dass Papa auch auf dem Bild ist!

⚠ *NUR FÜR VÄTER: Die Geburt eines Kindes ist für Sie und Ihre Partnerin ein unglaubliches körperliches und emotionales Ereignis. Lassen Sie sich nicht davon abschrecken, wenn die frischgebackene Mutter etwas Zeit braucht, bevor sie ihre Freude mit Ihnen teilt.*

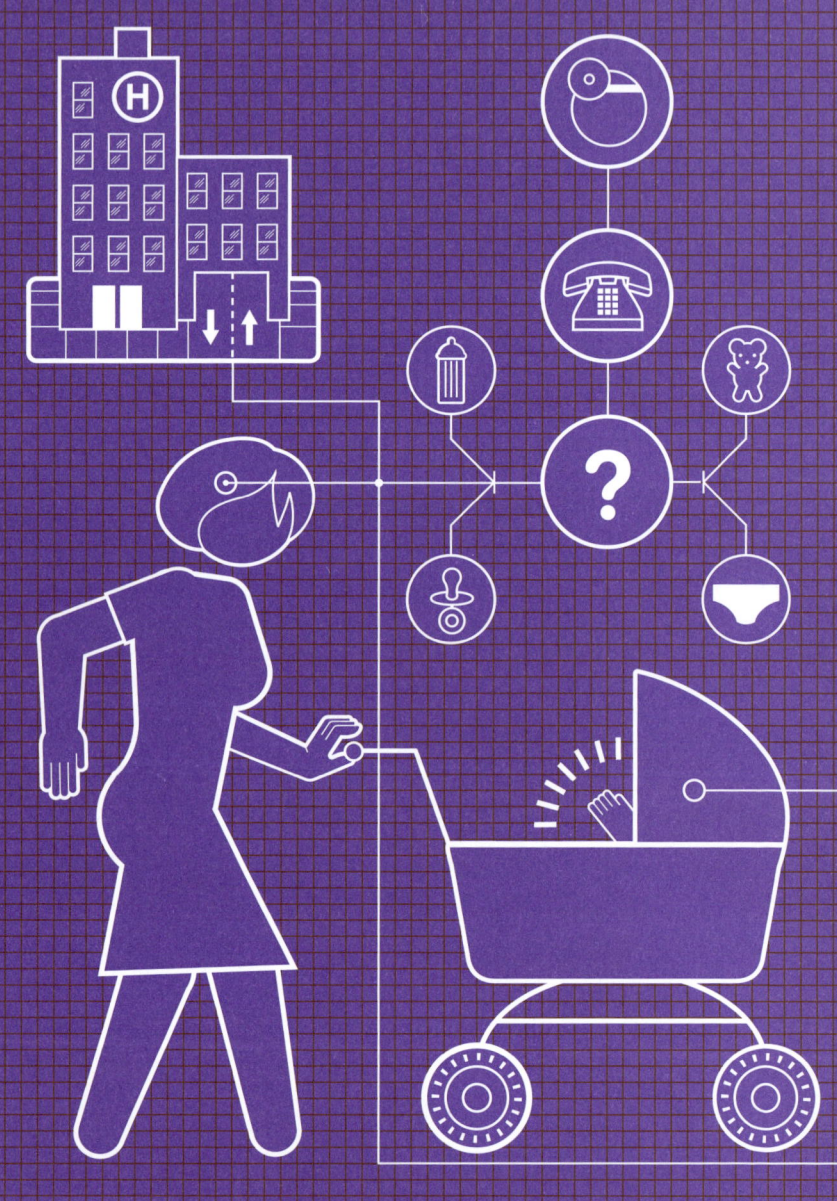

Kapitel 8

Baby an Bord!

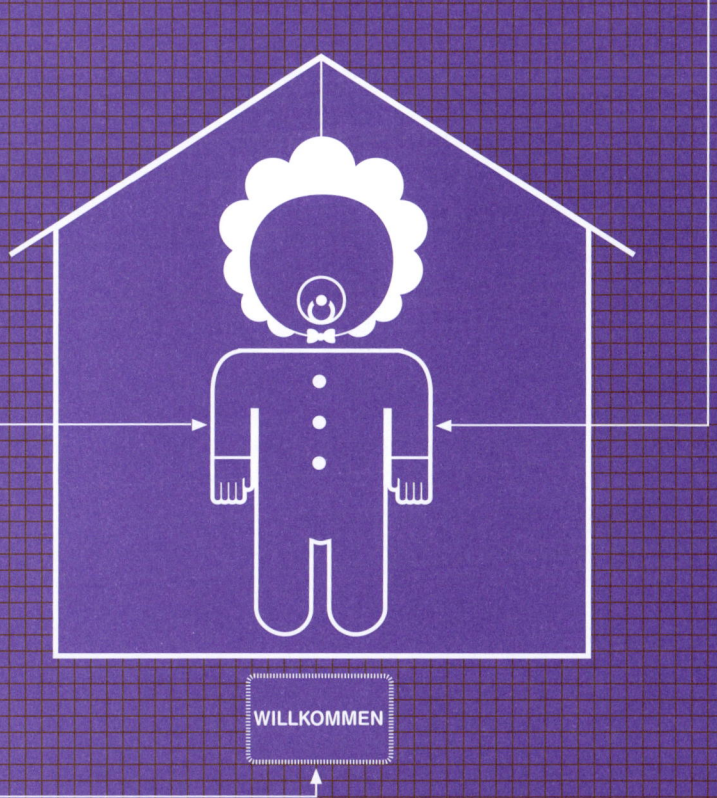

WILLKOMMEN

Wenn Ihr Sohn oder Ihre Tochter endlich da ist, sind Sie vielleicht so erschöpft und glücklich, dass Sie all die Aktivitäten, die um Sie herum stattfinden, gar nicht wahrnehmen. Genießen Sie diesen Augenblick: Ihr Kind ist da! Endlich! Das ist ein aufregender Moment. Seien Sie aber nicht überrascht, wenn das medizinische Personal geschäftig seiner Arbeit nachgeht, um sicherzustellen, dass das Baby seine Ankunft in der Welt gut verkraftet.

Jede Klinik und jedes Geburtshaus hat seine eigenen Gepflogenheiten, aber in diesem Kapitel werden einige Standardmaßnahmen beschrieben, mit denen Sie rechnen können. (Bei einer Hausgeburt sieht es natürlich anders aus. In diesem Fall finden die meisten Untersuchungen einige Tage später in der Kinderarztpraxis statt.)

Willkommen auf der Welt!

Einige Prozeduren sind obligatorisch und werden kurz nach der Geburt durchgeführt. Die Hebammen und Krankenschwestern bleiben in engem Kontakt mit Ihnen, während sie Ihr Baby untersuchen. Während Sie nach all den Anstrengungen versorgt werden, läuft Folgendes ab:

Absaugen: Sobald der Kopf des Babys austritt, werden Nase und Mund abgesaugt (vielleicht werden Sie aufgefordert, dazu kurz im Pressen innezuhalten). Ein zweites Absaugen erfolgt nach der Geburt und dem Abklemmen und Durchtrennen der Nabelschnur.

Kuschelzeit: Unmittelbar nach der Geburt wird das Baby auf Ihren Bauch gelegt, sodass Sie den Hautkontakt genießen können.

Durchschneiden der Nabelschnur: Normalerweise durchschneidet der Vater die Nabelschnur zwischen den zuvor angebrachten Klemmen. Bei einer natürlichen Geburt wird die Nabelschnur erst ein wenig später durchtrennt, damit noch etwas mehr Blut hindurchfließen kann. Es gibt allerdings Situationen (bspw. wenn das Baby zu wenige Reaktionen zeigt), in denen es vorteilhaft ist, die Nabelschnur schnell durchzuschneiden und das Baby dem wartenden Kinderarzt zu übergeben. Der Nabelstumpf wird mit einer Plastikklammer versehen und desinfiziert. Während der nächsten sieben bis zehn Tage (bis der Stumpf abfällt) müssen Sie den Nabelstumpf beim Windelwechsel versorgen. Die Hebamme wird Ihnen zeigen, was dabei zu tun ist.

EXPERTENTIPP: Bei einem Kaiserschnitt kann der Vater die Nabelschnur nicht durchschneiden, da das Operationsfeld steril ist. Es muss verhindert werden, dass Keime in die offene Bauchwunde gelangen.

Apgar-Werte: Diese standardisierten Werte sind nach der Anästhesistin Virginia Apgar benannt und werden eine Minute sowie fünf Minuten nach der Geburt ermittelt. Der Arzt prüft Herzschlag, Atmung, Muskeltonus, Reflexreaktion und Hautfarbe des Babys, wobei jeder Parameter mit einer Zahl zwischen null und zwei bewertet wird.

DOC-INFO: Viele Eltern machen sich Sorgen, wenn ihr Kind nicht den höchsten Apgar-Wert erhält. Aber eine »Zehn« ist selten. Ein Punkt wird vielleicht bei der Hautfarbe abgezogen (da das Blut größtenteils zu den lebenswichtigen Organen fließt, sind Hände und Füße manchmal bis zu 24 Stunden lang – bis das gesamte System in Gang gekommen ist – bläulich verfärbt), ein weiterer bei der Atmung (viele Babys lassen sich mit dem Schreien Zeit, weil sie wie Mama eine ziemlich anstrengende Zeit hinter sich haben und erschöpft sind).

Stillen: Wenn Sie sich für das Stillen entschieden haben, können Sie Ihr Neugeborenes schon kurz nach der Geburt anlegen. Selbst wenn es nur wenig trinkt, wird es dadurch auf Sie »geprägt«, was das Stillen später erleichtert. Ein weiterer Vorteil: Das Stillen fördert Kontraktionen der Gebärmutter – und damit das Ausstoßen der Nachgeburt. Die Hebamme hilft Ihnen, die bequemste Stillhaltung einzunehmen.

Körperliche Untersuchung: Ihr Baby wird von Kopf bis Fuß untersucht. Es wird gewogen und gemessen (nachdem es Gelegenheit hatte, sich auszustrecken und seine zusammengerollte fötale Position zu verlassen). Hinweis: Wenn Ihr Kind weniger als 2,5 Kilo wiegt, gilt es als untergewichtig und erhält sofort besondere Aufmerksamkeit. Schwere Babys (mehr als 4 Kilo) werden ebenfalls unter Berücksichtigung ihres Gewichts und Kalorienbedarfs versorgt. Diese Babys zehren ihre Zuckerspeicher schnell auf und müssen sofort gestillt werden oder zusätzlich die Flasche bekommen.

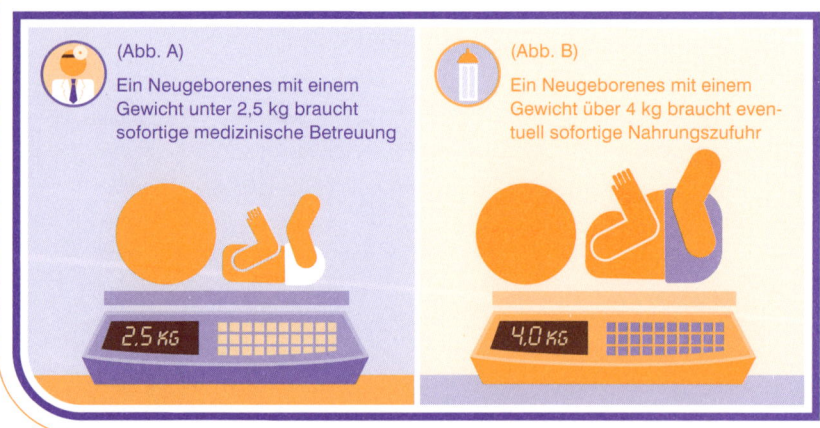

(Abb. A)
Ein Neugeborenes mit einem Gewicht unter 2,5 kg braucht sofortige medizinische Betreuung

(Abb. B)
Ein Neugeborenes mit einem Gewicht über 4 kg braucht eventuell sofortige Nahrungszufuhr

Augentropfen: Das Baby kann antibiotische Augentropfen erhalten, um eine Infektion durch Keime zu verhindern, die während der Geburt in die Augen gelangt sein könnten.

Armbändchen: Dem Baby wird ein Armband mit Namensaufdruck angebracht, um eine sichere Identifikation zu ermöglichen.

Vitamin-K-Tropfen: Babys werden ohne Vitamin K geboren, einen Nährstoff, der die Blutgerinnung unterstützt. Deshalb erhalten sie Vitamin-K-Tropfen, bis ihr Körper ausreichend Vitamin K speichern kann, um inneren Blutungen vorzubeugen.

Blutentnahme: Bei manchen Babys ist eine Blutuntersuchung erforderlich, um sicherzugehen, dass sie nicht hypoglykämisch (unterzuckert) sind. Das Blut wird meist aus der Ferse entnommen. Auch bei Babys, deren Mütter einen negativen Rhesusfaktor haben, kann ein Test erforderlich sein, um sicherzugehen, dass ihr Blut keine Antigene enthält, die gegen seine eigenen roten Blutkörperchen wirken.

Start ins Leben

Im Normalfall wird Ihr Baby bis zu vier Stunden nach der Geburt überwacht, um ganz sicherzugehen, dass es den Übergang in das Leben außerhalb des Mutterleibs gut verkraftet.

- Das Pflegepersonal prüft regelmäßig Atmung, Temperatur und Herz-Kreislauf-Funktionen Ihres Babys.
- Veränderungen der Hautfarbe und der Atmung werden registriert.
- Wenn Ihr Baby per Kaiserschnitt entbunden wurde, hat es eventuell

Probleme mit der Atmung, weil bei ihm nicht wie bei regulär geborenen Babys auf dem Weg durch den Geburtskanal das Fruchtwasser aus der Lunge gedrückt wurde. Deshalb wird geprüft, ob noch Fruchtwasserreste vorhanden sind.

■ Ihr Baby wird gebadet und gewickelt.

Erste Untersuchungen

Ihr Baby ist erst einige Stunden alt und muss schon Prüfungen ablegen! Je nachdem, wie schnell Sie und Ihr Neugeborenes aus dem Krankenhaus entlassen werden (ein bis zwei Tage bei einer Spontangeburt, fünf Tage bei einem Kaiserschnitt) werden folgende Untersuchungen durchgeführt:

[1] Dem Baby wird Blut entnommen und auf verschiedene Defekte untersucht, z.B. Unterfunktion der Schilddrüse, Anomalien der roten Blutkörperchen, Störungen im Abbau von Aminosäuren und Fettsäuren sowie Biotinidasemangel.

[2] Das Hörvermögen des Neugeborenen wird geprüft. Man setzt ihm Kopfhörer auf, und der Arzt achtet auf seine Reaktionen auf verschiedene Geräuschpegel.

[3] Wenn die Haut Ihres Babys gelb verfärbt ist, liegt möglicherweise eine Hyperbilirubinämie vor: Seine Leber kann dann Bilirubin, einen beim Abbau roter Blutkörperchen (der zuvor über die Plazenta erfolgte) anfallenden Stoff, nicht verarbeiten. Durch eine Untersuchung auf Bilirubin sollen neurologische Folgen vermieden werden. Bei hohen Werten ist eine Phototherapie (Bestrahlung mit blauem Licht) erforderlich.

Häufig gestellte Fragen

Wenn Sie und Ihr Baby nach einem extrem anstrengenden Tag zur Ruhe gekommen sind, setzen die Routineabläufe ein, die Sie zum Teil auch zu Hause beibehalten werden. Sie können die Zeit nutzen, um sich zu erholen und die erste Zeit mit Ihrem Kind zu verbringen. Folgendes geschieht, wenn Sie in der Klinik entbunden haben:

[1] Sie können wählen, ob das Baby ständig bei Ihnen sein («Rooming-in« – siehe Seite 208) oder zumindest zeitweise von den Säuglingsschwestern im Neugeborenenzimmer versorgt werden soll.

[2] Das Pflegepersonal überprüft regelmäßig die Lebensfunktionen des Babys, wiegt es und vergewissert sich, dass keine Probleme auftreten. Babys verlieren in den ersten Lebenstagen etwas Gewicht, bevor sie wieder zuzunehmen beginnen. Der Gewichtsverlust sollte allerdings nicht mehr als zehn Prozent des Geburtsgewichts betragen.

[3] Wenn Sie sich für das Stillen entschieden haben, finden Sie jetzt einen Stillrhythmus mit Intervallen von zwei bis drei Stunden (siehe Seite 210f.). Wenn Sie noch mehrere Tage im Krankenhaus bleiben, können Sie möglicherweise an einer dort angebotenen Stillgruppe teilnehmen.

[4] Mit Fragen bezüglich der Säuglingspflege können Sie sich jederzeit an das Pflegepersonal wenden.

[5] In manchen Krankenhäusern wird ein Fotoservice angeboten, sodass Sie die Möglichkeit haben, professionelle Aufnahmen von Ihrem Neugeborenen erstellen zu lassen.

[**6**] Es ist gesetzlich nicht vorgeschrieben, dass der Name des Babys schon feststehen muss, wenn Sie die Klinik verlassen, aber es ist bequemer, den Meldeprozess vom Krankenhaus erledigen zu lassen, statt sich später selbst darum kümmern zu müssen.

Rooming-in

Ist das Baby rund um die Uhr in Ihrem Zimmer untergebracht, nennt man das »Rooming-in«. Wenn keine medizinischen Gründe dagegen sprechen, werden Mütter dazu ermutigt, ihr Baby so lange wie möglich bei sich zu haben.

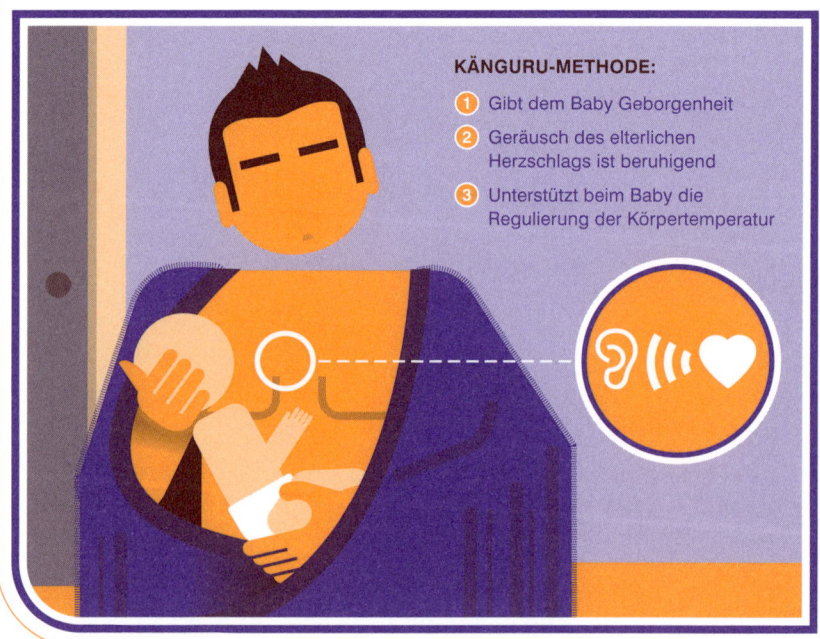

- Wenn Sie Zeit allein brauchen, um sich zu erholen, können Sie Ihr Baby immer noch in das Neugeborenenzimmer zurückbringen.
- Das Zusammensein in der Nacht ist besonders vorteilhaft, wenn Sie stillen. Das Hormon Prolaktin, das die Milchproduktion anregt, wird nachts verstärkt ausgeschüttet. Wenn Sie die hohen Prolaktinwerte und die natürliche Neigung Ihres Babys, abends wach zu sein, nutzen, erleichtern Sie sich die Gewöhnung an das Stillen.
- Sie müssen nicht befürchten, im Schlaf das Weinen Ihres Babys zu überhören. Mütter haben ein besonderes Gespür für das Schreien und die Bewegungen ihres Babys – wie Sie bald feststellen werden!
- Versuchen Sie zu schlafen, wenn das Baby schläft, damit Sie zu Kräften kommen können. Verschieben Sie das Empfangen von Besuchern auf einen späteren Zeitpunkt.
- Wenn Sie stillen, Ihr Baby aber nicht ständig bei sich haben, besprechen Sie mit den Säuglingsschwestern, dass Ihr Baby im Neugeborenenzimmer nicht die Flasche erhalten soll.
- Der Sinn des Krankenhausaufenthalts besteht darin, dass Sie sich erholen: Genehmigen Sie sich ruhig öfters ein Nickerchen. Sie brauchen all Ihre Energie für die Zeit zu Hause.

Beherzigen Sie diese Ratschläge auch, wenn Sie wieder zu Hause sind. Viele Mütter neigen dazu, die Zeit, in der das Baby schläft, für Hausarbeiten und sonstige Erledigungen zu nutzen. Tun Sie das nicht! Legen Sie sich hin, sobald Sie das Baby hingelegt haben. Falls Sie vor dem Baby aufwachen, können Sie die verbleibende Zeit immer noch für die verschiedenen Aufgaben nutzen. Sie brauchen so viel Schlaf wie möglich, um fit zu sein!

⚠ *EXPERTENTIPP: Das Rooming-in bietet auch eine gute Gelegenheit, die »Känguru-Methode« anzuwenden. Ihr Baby hat die letzten neun Monate im*

Mutterleib verbracht und möchte deshalb nicht von Ihnen getrennt sein (das ändert sich erst in etwa 13 Jahren!). Statt es einzuwickeln und in sein Bettchen zu legen, ziehen Sie es bis auf die Windel aus und legen es auf Ihre nackte Haut. Decken Sie es dann mit einer Babydecke zu. Das Baby ist rundum zufrieden, wenn es Mamas Herzschlag und Stimme hört und ihre Haut riecht. Wenn es hungrig ist, sucht es nach Ihrer Brustwarze. Ihre Körpertemperatur trägt dazu bei, seine Körpertemperatur zu regulieren. Auch Väter können auf diese Weise mit ihrem Baby kuscheln, um die Bindung zu ihm zu stärken und dem Baby ein Gefühl der Geborgenheit zu geben.

Stillen oder Flaschennahrung?

Wenn Sie sich für das Stillen entscheiden, was von Kinderärzten empfohlen wird, fängt das Baby unmittelbar nach der Geburt an, an Ihrer Brust zu saugen. Aus medizinischer Sicht ist sofortiges Stillen sowohl für die Mutter als auch für das Baby vorteilhaft. Durch das Saugen wird die Ausschüttung des Hormons Oxytocin angeregt, was Kontraktionen der Gebärmutter fördert und Blutungen reduziert. Hier einige Fakten dazu:

■ Am Anfang wird die Vormilch (Kolostrum) produziert. Diese dicke, gelbliche Flüssigkeit ist reich an Kalorien, Nährstoffen und schützenden mütterlichen Antikörpern. Manche Babys haben zunächst kein großes Interesse am Trinken. Viele husten und niesen während der ersten Tage und leiden unter einer »Triefnase«, um die Überreste des Fruchtwassers aus der Lunge loszuwerden. Wenn sie bereit sind, zeigen sie den Suchreflex, indem sie den Kopf hin und her drehen und Saugbewegungen mit dem Mund ausführen. Halten Sie sich bereit!

■ Nach einigen Tagen findet der sogenannte »Milcheinschuss« statt, und der Milchflussreflex wird ausgelöst.

- Babys sollten nach Bedarf – meist alle zwei bis drei Stunden – gestillt werden.

- Am Anfang trinkt Ihr Baby an jeder Brust bis zu einer halben Stunde.

- Viele stillende Mütter befürchten, nicht genügend Milch zu produzieren, aber das ist meist nur eine Frage der Anpassung des Angebots an die Nachfrage.

- Wenn Ihr Baby allerdings mehr als zehn Prozent seines Geburtsgewichts verliert, müssen Sie möglicherweise zufüttern und können erst dann zum ausschließlichen Stillen zurückkehren, sobald sich sein Gewicht stabilisiert hat.

- Auch mit der Flasche ernährte Babys sollten nach Bedarf gefüttert werden, doch in diesem Fall sind keine so häufigen Mahlzeiten erforderlich, weil künstliche Babynahrung langsamer verdaut wird als Muttermilch. Der größte Vorteil der Flaschenernährung besteht darin, dass die Mutter nicht rund um die Uhr verfügbar sein muss, sondern bspw. ihr Schlafdefizit ausgleichen kann, während der Vater oder jemand anders das Baby füttert.

EXPERTENTIPP: Die meisten Mütter brauchen beim Stillen etwas Anleitung – und Hilfe bei der Lösung auftretender Probleme (z.B. bei wunden Brustwarzen). In den ersten Tagen steht Ihnen Ihre Nachsorgehebamme zur Seite. Später können Sie an einer Stillgruppe teilnehmen und sich dort mit anderen Müttern austauschen.

Endlich zu Hause!

Die Heimkehr aus der Klinik oder dem Geburtshaus kann sehr aufregend und eventuell auch mit gewissen Ängsten verbunden sein. Einerseits können Sie es kaum erwarten, sich mit dem Baby in Ihrer vertrauen Umgebung aufzuhalten; andererseits war es sicherlich nicht

unangenehm, ständig von erfahrenem Fachpersonal beraten und versorgt zu werden.

Denken Sie daran, dass Millionen von Müttern Ihre Ängste geteilt und sich doch immer wieder auf dieses Abenteuer eingelassen haben. Außerdem helfen Ihnen erfahrene Betreuer, die anstehenden Aufgaben zu bewältigen:

■ Bei Ihrer Entlassung erhalten Sie noch einmal Ratschläge und Anweisungen, auch bezüglich des Heilungsprozesses nach einem Kaiserschnitt oder Dammschnitt.

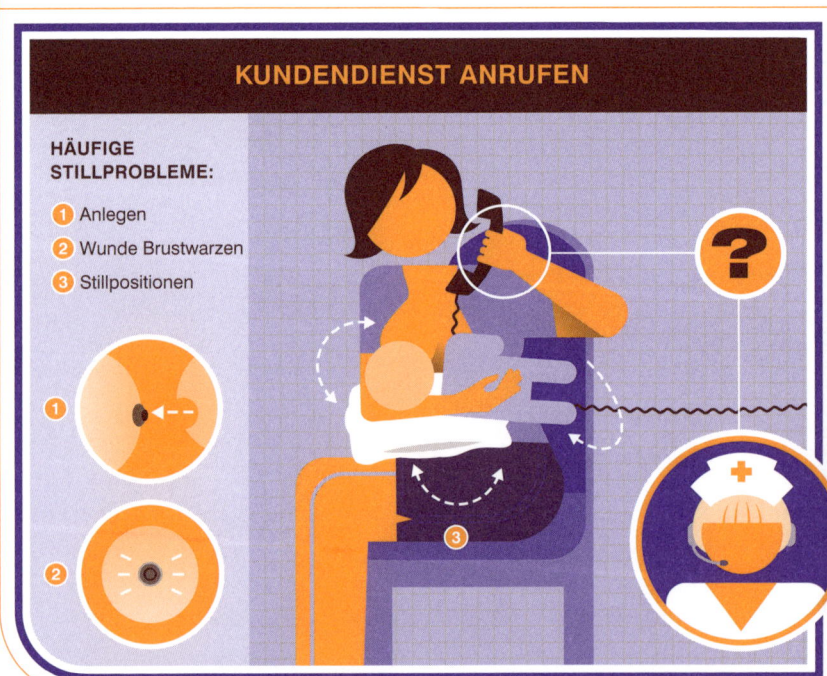

■ Kümmern Sie sich rechtzeitig um eine Nachsorgehebamme, die Sie in den ersten zehn Tagen nach der Geburt zu Hause betreut.

Ihr Körper nach der Entbindung

Eingeschränkte Aktivitäten: Nach einer vaginalen Entbindung braucht der Muttermund Zeit, um sich wieder zu schließen. Um Infektionen zu vermeiden, sollten Sie daher bis zur Nachsorgeuntersuchung (meist vier bis sechs Wochen nach der Geburt) auf Aktivitäten wie Sex, Vollbäder oder Schwimmen verzichten.

Dammnaht: Bei vielen Frauen wird ein Dammschnitt mit anschließender Naht vorgenommen. Die Fäden lösen sich innerhalb von ein bis zwei Wochen auf. Möglicherweise entdecken Sie etwas Nahtmaterial auf dem Toilettenpapier. Das ist völlig normal!

Schmerzen Stellen Sie sich darauf ein, dass Sie noch mindestens zwei Wochen lang Schmerzen und unangenehme Empfindungen haben werden. Bei der Geburt werden die Nerven entlang der Wirbelsäule und um die Hüften gereizt, und die Beckenmuskeln werden gedehnt oder reißen ein. All das braucht Zeit zum Heilen. Bei manchen Frauen treten Schmerzen in den Schultern und Beinen oder sogar Taubheitsgefühle in den Beinen auf – bedingt durch den Druck des kindlichen Kopfes auf die entsprechenden Nerven. Diese Beschwerden sind ganz normal und werden in den Tagen und Wochen nach der Geburt abklingen.

Schwellungen: Der Körper lagert während der Schwangerschaft enorme Flüssigkeitsmengen ein. Nach der Entbindung beginnt er diese Flüssigkeit auszuscheiden, was etwa zwei Wochen dauert. In dieser Zeit können erhebliche Schwellungen, vor allem an Handgelenken und Füßen, auftreten. Am stärksten sind die Schwellungen direkt nach der Ankunft zu Hause. (Hinweis: Wenn ein Bein deutlich stärker als das andere geschwollen ist, besteht das Risiko einer Thrombose – setzen Sie sich sofort mit dem Arzt in Verbindung. Kleine Unterschiede sind dagegen kein Grund zur Sorge!)

Blutung: Nach der Geburt müssen Sie mit starken Blutungen rechnen. Diese klingen zwar langsam ab, aber dafür gibt keinen festen Zeitplan. Bei manchen Frauen hört die Blutung nach ein paar Tagen auf und tritt in der Zeit danach unregelmäßig immer wieder auf. Bei anderen liegt eine ständige leichte Blutung vor. Wenn die Blutung unvermindert stark anhält oder Blutklumpen abgehen, die größer als ein Apfel sind, sollten Sie Ihren Arzt aufsuchen.

Ausbleibende Menstruation: Während Sie stillen, wird die Östrogenproduktion unterdrückt – die meisten stillenden Mütter haben keine Monatsblutung. Möglicherweise tritt eine leichte, unregelmäßige Blutung, aber keine regelmäßige Menstruation auf. Das ist völlig normal. Seien Sie aber darauf gefasst, dass Sie dennoch schwanger werden können! Kümmern Sie sich um Empfängnisverhütung – es sei denn, Sie wollen wieder schwanger werden, solange Ihr erstes Kind noch in den Windeln ist.

Blasenkontrolle: Nach der Geburt sitzen Ihre Beckenmuskeln und damit auch Ihre Blase etwas tiefer, was möglicherweise ein unangenehmes Druckgefühl verursacht. Jeder zusätzliche Druck, wie bspw. beim Husten, Lachen und Niesen, kann zu einem unfreiwilligen Austritt von Urin führen. Dieser Zustand sollte sich bessern, wenn Blase und Beckenmuskeln ihren Tonus zurückgewinnen. Kegel-Übungen beschleunigen den Vorgang (siehe Seite 72).

Schlaffe Bauchmuskeln: Eine schlaffe Bauchdecke ist ein weiterer Grund für depressive Verstimmungen nach der Geburt. Die Bauchmuskeln wurden monatelang gedehnt und werden nicht innerhalb von vier oder sechs Wochen wieder straff. Sie können den Prozess durch Rückbildungsgymnastik (zu Hause unter Anleitung Ihrer Hebamme und/oder in einem Kurs) fördern. Normalerweise dauert es einige Monate, bis Mütter wieder den Fitnessgrad erreicht haben, den sie vor der Schwangerschaft hatten.

Rekonvaleszenz nach einem Kaiserschnitt: Sie erhalten im Wesentlichen dieselben Anweisungen wie bei einer vaginalen Entbindung. Möglicherweise gelten aber einige zusätzliche Einschränkungen in Bezug auf das Heben schwerer Gegenstände. Sie sollten generell nichts heben, das über 15 Kilo wiegt. Lassen Sie sich beim Treppensteigen Zeit. Viele Mütter müssen ältere Kinder hochheben – tun Sie das Nötigste, ohne es zu übertreiben. Stellen Sie sich darauf ein, dass es in den ersten Wochen gute und schlechte Tage geben wird, während Ihr Körper zu gesunden beginnt.

Sie sind Mutter!

Sobald Sie mit dem Baby zu Hause sind, beginnt Ihr neues Leben. Nichts wird jemals wieder sein wie zuvor. Das betrifft sowohl das Alltägliche (Windeln einkaufen, früh zu Bett gehen, eine Technik anwenden, um dem Baby ein Bäuerchen zu entlocken) als auch die großen, allumfassenden Dinge, denn Sie sind nun in einer nie gekannten Weise mit der Welt verbunden: Politik, Umwelt, Religion, Familienleben, kulturelle Traditionen – die Liste ließe sich fortsetzen. Es weckt tiefe Gefühle in uns und erfüllt uns mit Demut, die Verantwortung für einen neuen Menschen zu übernehmen – für dieses kleine Wunder, das wir in den Schlaf wiegen und das so völlig abhängig von uns ist. Wir gestalten seine Welt und seine Erwartungen an sie – zumindest die ersten Jahre.

Und hier noch eine paradoxe Tatsache: Für viele frischgebackene Mütter verstreicht die Zeit quälend langsam. Um 11 Uhr vormittags fühlt es sich für sie schon an, als sei es Zeit, das Abendessen zuzubereiten. (Das liegt daran, dass ihr Tag um 4.30 Uhr begonnen hat.) Sie wenden ihr gesamtes Repertoire an, um das Baby bei Laune zu halten. Dann schauen sie wieder auf die Uhr, um entmutigt festzustellen, dass erst sieben Minuten vergangen sind.

Wie sollen Sie je dieses neue, langsame Fließen der Zeit überstehen? Wenn Ihr Kind aber erst einmal fünf Jahre alt ist, wird es Ihnen vorkommen, als hätten Sie die letzten Jahre im Schnelldurchlauf erlebt. Wenn Ihr Kindergartenkind den ersten Zahn verliert, erinnern Sie sich daran, wie Sie ihn triumphierend bejubelten, als er sich den Weg durch das Zahnfleisch Ihres Babys zu bahnen begann und damit die Vorhut für 19 weitere bildete.

Kosten Sie die Zeit aus, wenn das Baby Grübchen hat und so unglaublich süß ist. Es wird sicher andere Freuden geben, während es zu einem interessanten und anziehenden Erwachsenen heranwächst. Doch diese ersten Jahre, wenn alles neu und erstaunlich ist, sind besonders kostbar. Genießen Sie all das Verwirrende, Neue – und die Tatsache, dass Ihr Sodbrennen verschwunden ist – zumindest so lange, bis Sie beschließen, Ihrem Kind Geschwister zu schenken, und der ganze Kreislauf von vorn beginnt.

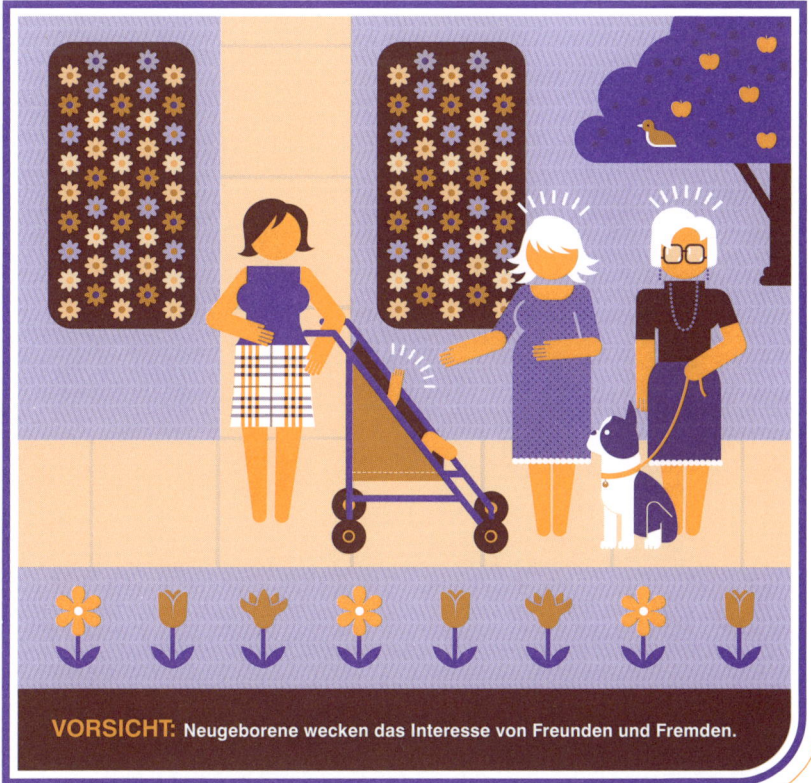

VORSICHT: Neugeborene wecken das Interesse von Freunden und Fremden.

Register

Couvade-Syndrom 12, 152
CTG 115ff.

Dammschnitt, -naht 57, 196f., 212f.
Dehnungsschmerz 22, 43, 56, 88, 108, 118
Dehydrierung 65, 90
Depression 36, 59
Diabetes 18, 36, 51, 61
Diät 60
Doula 31, 123f., 190f.
Down-Syndrom *siehe* Chromosomenanomalie
Drogen 34f., 51

Eier, rohe 39
Eierstock 17, 20
Eileiter 16ff.
   -schwangerschaft 23
Einnistung 19f., 23f., 46
   Dauer 19f.
Eisen 33, 55, 62, 64
Eisprung 17f., 20, 24
Eizelle 16ff., 23f., 41, 46
Ektoderm 46
Elternzeit 12, 155f.
Embryo *siehe* Fötus
Empfängnis 16ff., 22, 47
   -verhütung 214
Endoderm 46
Endorphine 183
Entbindung *siehe* Geburt
Entspannungstechniken 103f., 160, 183
Erbkrankheit 86
Erbrechen *siehe* Morgenübelkeit
Erkältung, Grippe *siehe* Infekt
Erkrankung, chronische 61, 115
Ernährung 16, 51
   gesunde, ausgewogene 18, 32ff., 57, 60,
     62, 103
   -umstellung 10, 97, 114
   ungesunde 11, 32, 36, 38, 60
   vegetarisch, vegan 62
Erschöpfung 9, 11, 22f., 43, 55, 65, 67f., 78,
   84, 88, 97, 108, 117, 127, 196
Essgelüste 11, 62ff.
Estriol 87

Fahrt zum Krankenhaus 12, 158ff., 177f.
Fehlgeburt 23, 25, 38
Fieber 97
Fingernägel 88

Fisch 34, 37, 40
Flaschennahrung 210f.
Flüssigkeitszufuhr 56, 61, 65, 67f., 97, 99, 195
Folsäure 33, 35
Formaldehyd 37
Fötus 24, 32, 47
   Größe 74f.
   Herzschlag 24ff., 42, 46, 51
   Nervensystem 37
   Risiken 34, 38
   Sauerstoffzufuhr 34
Frauenarzt s. Arzt
Fruchtblase 98, 196
   Blasensprung 174ff., 180
   Fruchtwasser 78ff., 115, 174, 176, 187,
     195, 206
Fruchtwasseruntersuchung (Amniozentese)
   55, 84f., 87, 157
Frühgeburt 35, 43, 50, 60
Fundusstand 83, 109
Fußmassage 39, 41

Gebärmutter 17ff., 22f., 46, 55, 79, 115, 117,
   126, 167, 176, 194, 198, 204, 210
   -hals 112, 196
   -wand 79
Geburt 10, 12f., 68, 172ff.
   -ablauf, -vorgang 12f., 103, 130, 158, 181f
   Atemtechnik 103, 160
   Austreibungsphase 186
   -begleiter 29, 103, 129, 133, 158ff., 183,
     190
   Checkliste 131ff.
   -dauer 182ff.
   Eröffnungsphase 182ff.
   -fehler 34, 36
   -fortschritt 178f.
   -gewicht 34, 204
   -helfer 12, 123
   Kennzeichnung Baby 160, 205
   Nachgeburt 167, 182, 186f., 204
   -nachsorge 30
   natürliche 103ff., 123, 181, 183, 203
   -phasen 12, 103, 182ff.
   -plan 129f., 133, 181
   -position, -stellung 12, 103, 129, 191
   Schmerzmittel, -bekämpfung 12, 30f., 103,
     129, 165, 181, 183, 186, 190ff.
   -stillstand 196
   -, Tipps für die 194f.

Über die Autoren

Die erfahrene Mutter und Autorin **SARAH JORDAN** schreibt für zahlreiche Zeitungen und Zeitschriften wie *Parents*, *Parenting* und *Philadelphia Magazine*. Der hingebungsvolle Ehemann und dreifache Vater **DAVID UFBERG**, M.D., ist Gynäkologe und Geburtshelfer am Pennsylvania Hospital in Philadelphia und hat bereits Tausenden von Babys ans Licht der Welt geholfen.

Über die Illustratoren

PAUL KEPPLE und **SCOTTY REIFSNYDER** sind vor allem durch ihre Firma **HEADCASE DESIGN** bekannt. Ihre Arbeiten waren schon in zahlreichen Veröffentlichungen zu sehen. Scottys Mutter behauptet, dass er beinahe als Fernsehbaby Karriere gemacht hätte, aber wegen seines schlechten Timings dann doch nicht genommen wurde. Auch Pauls Mutter war der Meinung, dass er als Baby hätte im Fernsehen auftreten sollen – leider wurde diese Meinung von niemandem geteilt.

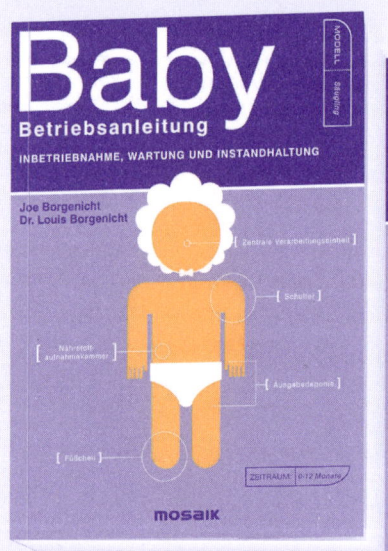
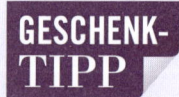
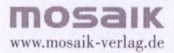